GUIA DE ECOCARDIOGRAFIA

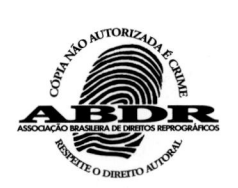

B676g   Böhmeke, Thomas
        Guia de ecocardiografia : diagnóstico por imagem / Thomas Böhmeke, Ralf Doliva ; tradução Edison Capp. – Porto Alegre : Artmed, 2007.
        236 p. : il. ; 12x19 cm.

        ISBN 978-85-363-0723-7 ou 85-363-0723-4

        1. Cardiologia – Ecocardiografia. I. Doliva, Ralf. II. Título.

                      CDU 616-073(036)

Catalogação na publicação: Júlia Angst Coelho – CRB 10/1712

Thomas Böhmeke, Dr. med
Ralf Doliva, Dr. med

GUIA DE ECOCARDIOGRAFIA

Diagnóstico por imagem

Tradução:

Edison Capp
Doutor em Medicina pela Universidade Ludwig-Maximilian, Munique, Alemanha.
Professor adjunto no Departamento de Ginecologia e
Obstetrícia da Faculdade de Medicina da UFRGS.

Consultoria, supervisão e revisão técnica desta edição:

Antonio Vicente Maestri
Médico radiologista.

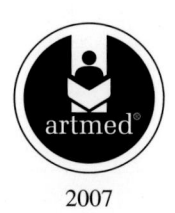

2007

Obra originalmente publicada sob o título *Der Echo-Guide*

Copyright © Georg Thieme Verlag, Stuttgart, Germany, 2004.
All rights reserved.

Capa: *Mário Rönhelt*

Preparação de original: *Luciane Leipnitz*

Leitura final: *Heloísa Stefan*

Supervisão editorial: *Letícia Bispo de Lima*

Editoração eletrônica: *Laser House*

Reservados todos os direitos de publicação, em língua portuguesa, à
ARTMED® EDITORA S.A.
Av. Jerônimo de Ornelas, 670 – Santana
90040-340 – Porto Alegre – RS
Fone: (51) 3027-7000   Fax: (51) 3027-7070

É proibida a duplicação ou reprodução deste volume, no todo ou em parte, sob
quaisquer formas ou por quaisquer meios (eletrônicos, mecânicos, gravação, fotocópia,
distribuição na Web e outros), sem permissão expressa da Editora.

SÃO PAULO
Av. Angélica, 1.091 – Higienópolis
01227-100 – São Paulo – SP
Fone: (11) 3665-1100   Fax: (11) 3667-1333

SAC 0800 703-3444

IMPRESSO NO BRASIL
PRINTED IN BRAZIL

Prefácio

A ecocardiografia com Doppler colorido é hoje método indispensável para o diagnóstico em cardiologia. Além das alterações morfológicas, ela fornece diversas informações funcionais, que permitem terapias diferenciadas.

O aprendizado desse método fascinante é dificultado pelas pequenas janelas acústicas e pelo confuso número de planos de corte através do coração. Neste sentido, este *Guia de ecocardiografia* é um auxílio no início da prática clínica.

Sem o apoio constante do Sr. Dr. Becker não seria possível realizar este livro. Nossos expressos agradecimentos a Sra. Kirsten Haase e ao Sr. Benjamin Bode aus Aachen pelo excelente projeto gráfico, e a Sra. Dra. Antje Schönplug pela análise crítica dos originais.

Thomas Böhmeke

Sumário

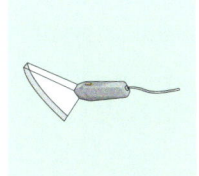

Exame	8
Imagem e posicionamento do paciente	10
Janela paraesternal longa	16
Janela paraesternal curta	22
Janela apical	34
Janela supra-esternal	44
Janela subcostal	48

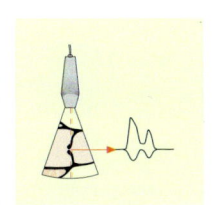

Modo M e Doppler	50
Modo M	52
Doppler	56

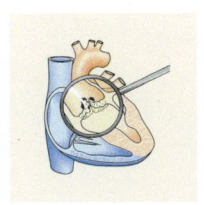

Imagens de patologias	84
Defeitos valvares	86
Doenças cardíacas coronarianas	140
Cardiomiopatias	158
Próteses valvares	172
Cardites	188
Defeitos septais	202
Sobrecargas de pressão	212
Alterações de volume	220

1 Exame

10 Imagem e posicionamento do paciente
- 10 Transdutor e plano de corte
- 12 Posicionamentos do exame
- 14 Quatro abordagens do coração

16 Janela paraesternal longa
- 16 Posição do transdutor e plano de corte
- 18 Estruturas anatômicas
- 19 Correção de imagem

22 Janela paraesternal curta
- 22 Posição do transdutor e plano de corte
- 24 Estruturas anatômicas
- 26 Correção de imagem
- 28 Orientação da valva mitral
- 30 Orientação dos ligamentos papilares
- 32 Orientação dos músculos papilares

34 Janela apical
- 34 Posição do transdutor e plano de corte
- 36 Imagem apical de quatro câmaras
- 38 Imagem apical de duas câmaras
- 40 Imagem apical de três câmaras
- 42 Imagem apical de cinco câmaras

44 Janela supra-esternal
- 44 Posição do transdutor
- 45 Estruturas anatômicas
- 46 Visualização da aorta ascendente
- 47 Visualização da aorta descendente

48 Janela subcostal
- 48 Posição do transdutor
- 49 Estruturas anatômicas

Transdutor e plano de corte

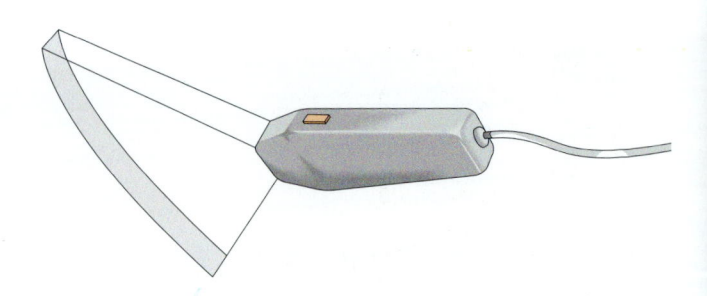

▶ Os transdutores setoriais utilizados para ecocardiografia mostram o plano de corte através de uma marca.

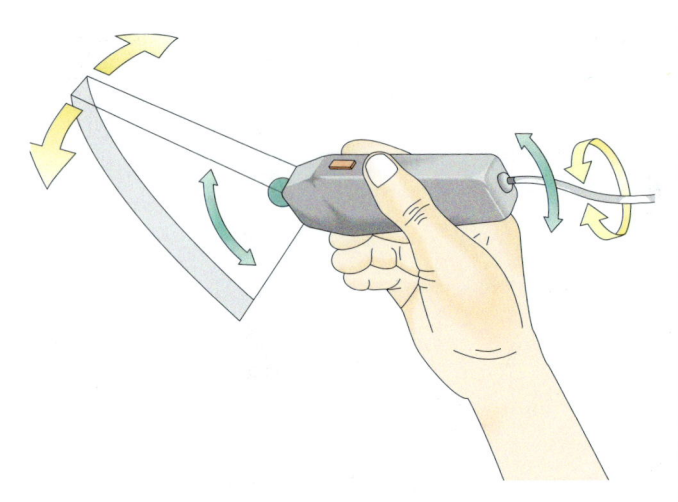

▶ Para representação dos diversos planos de corte, o transdutor pode ser basculado (verde) e girado (amarelo).

Imagem e posicionamento do paciente 11

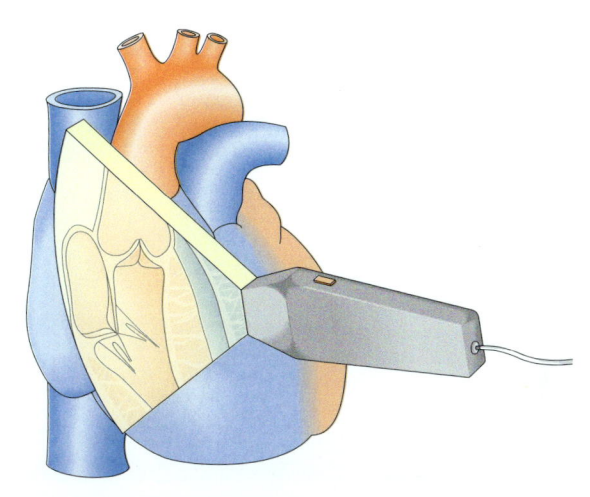

Corte setorial através do coração, transdutor próximo ao ventrículo direito. Posteriormente, o ventrículo esquerdo com a valva mitral.

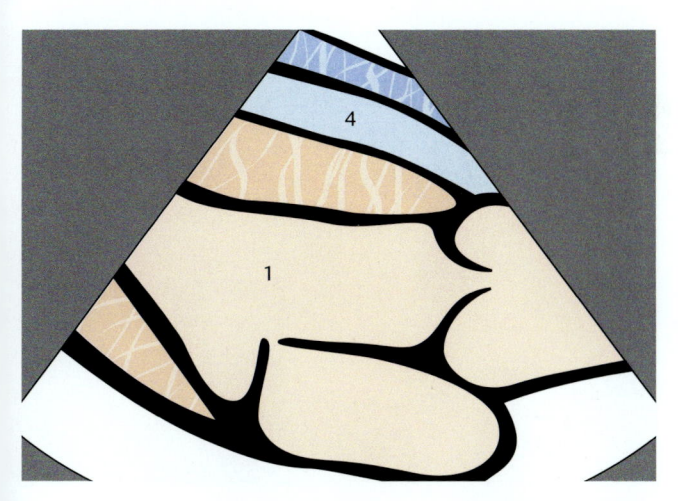

Imagem correspondente no monitor: o ventrículo direito localizado ventralmente é representado na parte superior.

12 Posicionamentos do exame

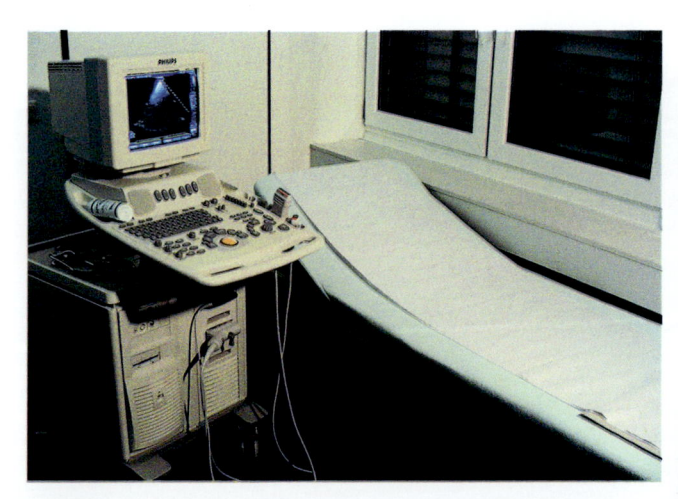

Em geral, o aparelho de ecografia está localizado à esquerda da maca do paciente.

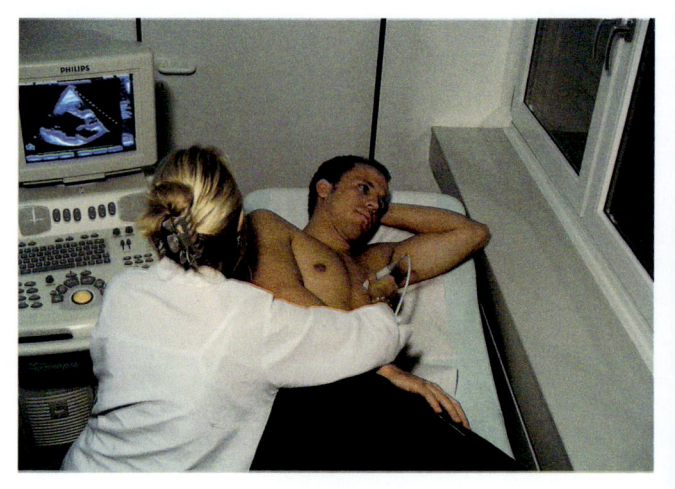

O examinador posiciona-se confortavelmente em um banco com rodas.

Imagem e posicionamento do paciente

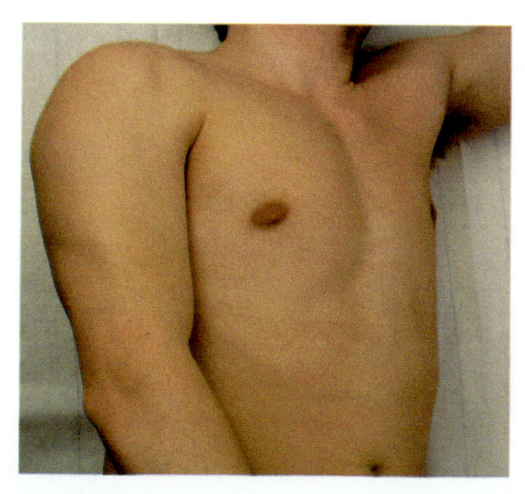

Para a obtenção das janelas paraesternal e apical, o paciente deita-se em decúbito lateral esquerdo.

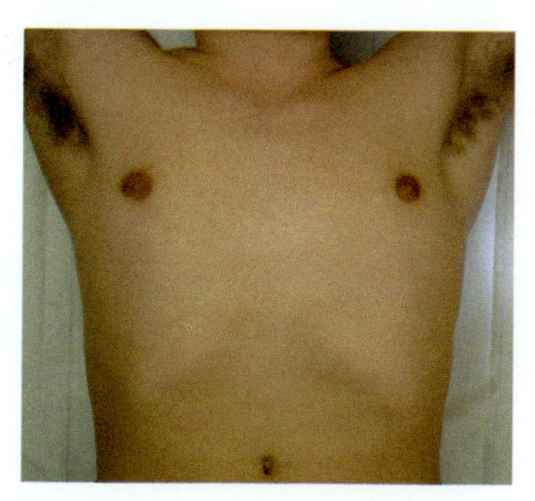

A obtenção das janelas supra-esternal e subcostal é realizada em decúbito dorsal.

14 Quatro abordagens do coração

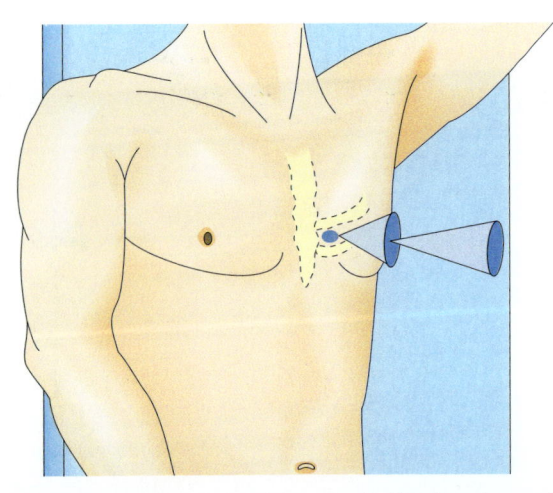

▶ Para a janela paraesternal, o paciente deita-se em decúbito lateral esquerdo, com o braço esquerdo atrás da cabeça. O transdutor encontra-se no 4º espaço intercostal imediatamente à esquerda do esterno.

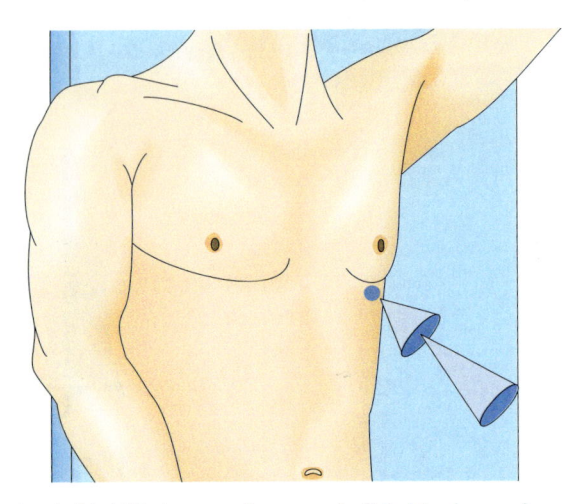

▶ A janela apical é obtida da mesma forma, em decúbito lateral esquerdo a partir do íctus cardíaco.

Imagem e posicionamento do paciente

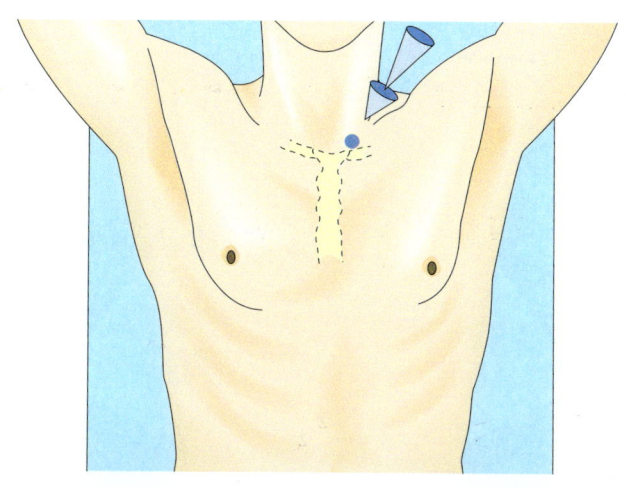

Para a janela supra-esternal, o paciente deita-se em decúbito dorsal, sendo que a partir da fossa jugular é obtido o arco aórtico.

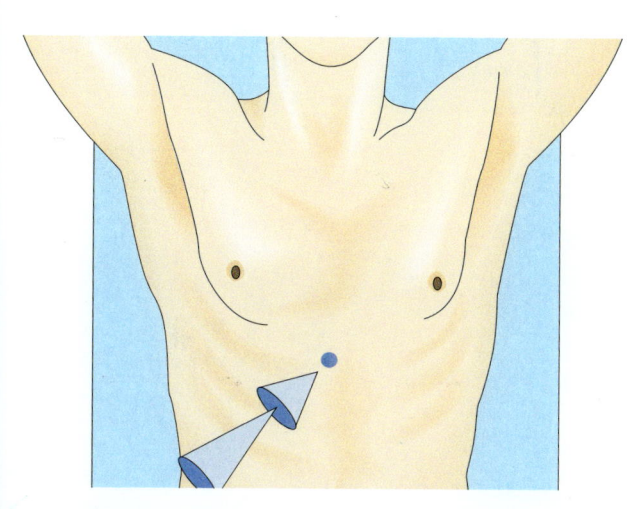

Da mesma forma, em decúbito dorsal, o coração é representado caudalmente através da janela subcostal.

16 Posição do transdutor e plano de corte

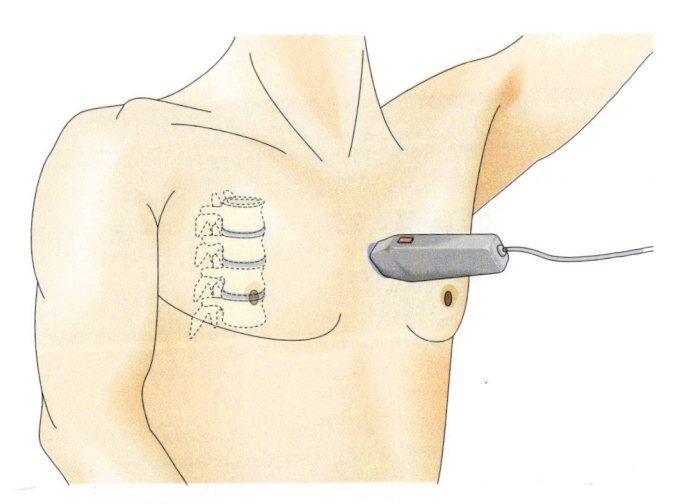

▶ Janela paraesternal longa: no 4º espaço intercostal imediatamente à esquerda do esterno (passagem ao lado do pulmão), com o transdutor inclinado em direção à coluna vertebral.

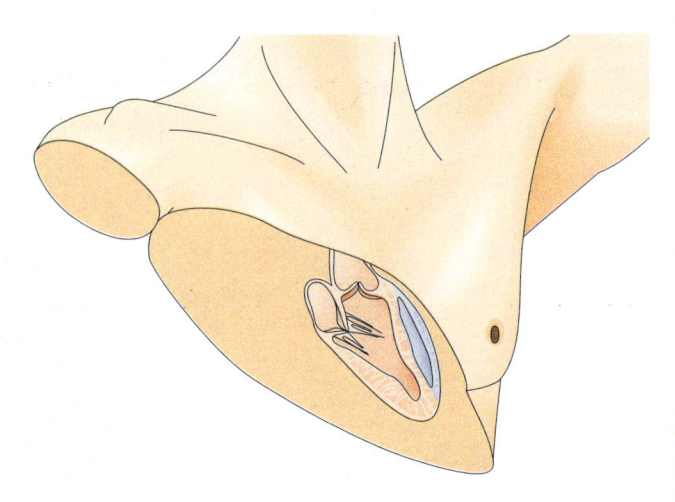

▶ O feixe sonoro forma uma linha entre a axila direita e o rebordo costal esquerdo.

Janela paraesternal longa

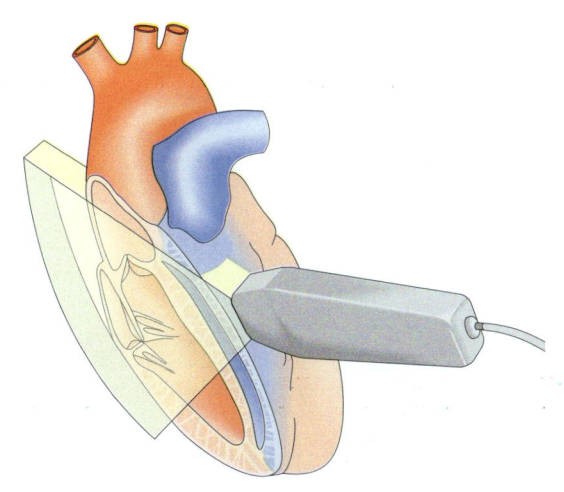

O plano sonoro mostra um corte através do eixo longo do coração, do ventrículo direito até a aorta.

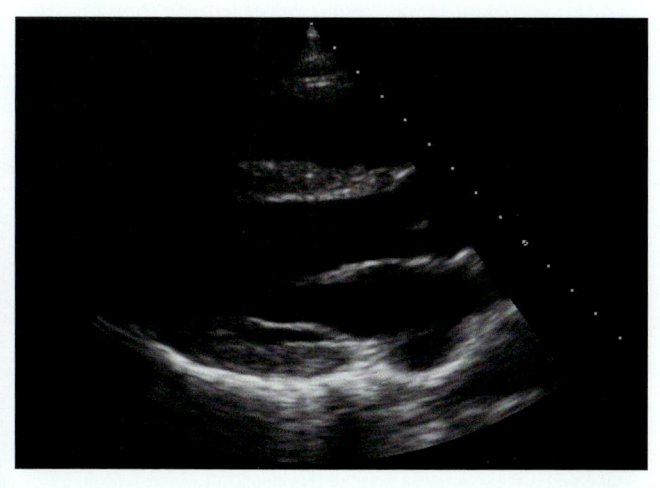

Acima está o ventrículo direito; abaixo, são mostradas as estruturas cardíacas esquerdas.

Estruturas anatômicas

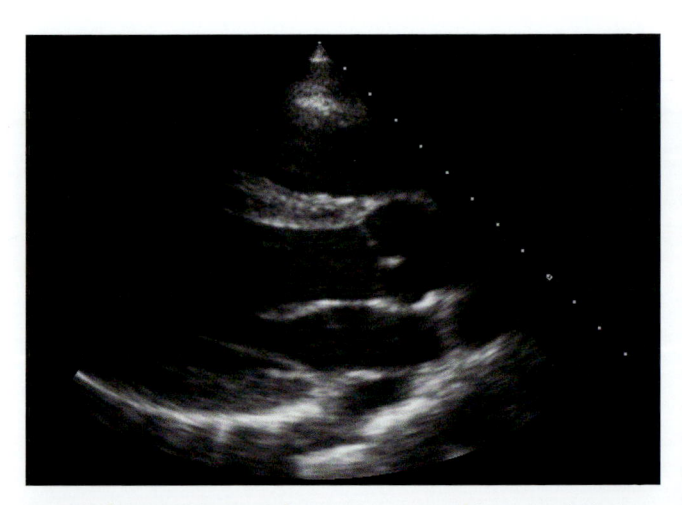

▶ Como orientação, utiliza-se o bulbo aórtico, representado na metade direita da imagem; abaixo, a valva mitral; à esquerda, o ventrículo esquerdo.

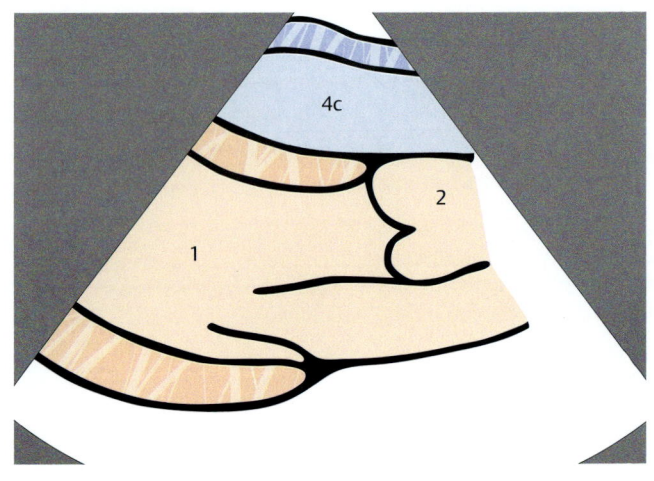

▶ Próximo ao transdutor, visualiza-se o ventrículo direito; à esquerda, o ventrículo esquerdo; à direita, a valva aórtica.

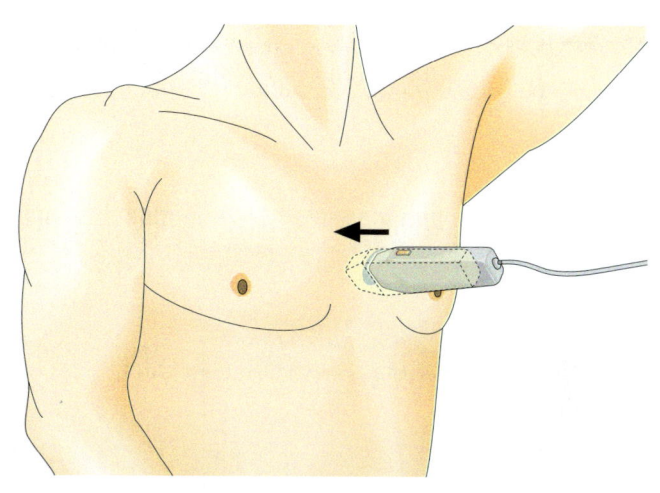

| Janela paraesternal longa | **Correção de imagem** | 19 |

Caso as estruturas cardíacas não sejam visíveis, desloca-se o transdutor imediatamente para o esterno...

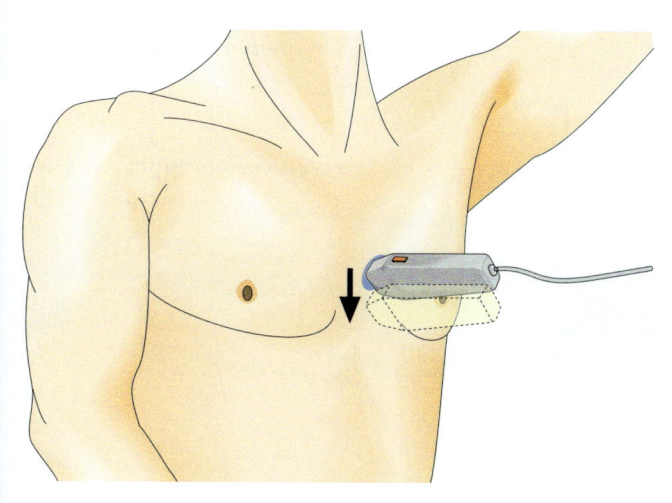

...ou para um espaço intercostal abaixo.

Correção de imagem

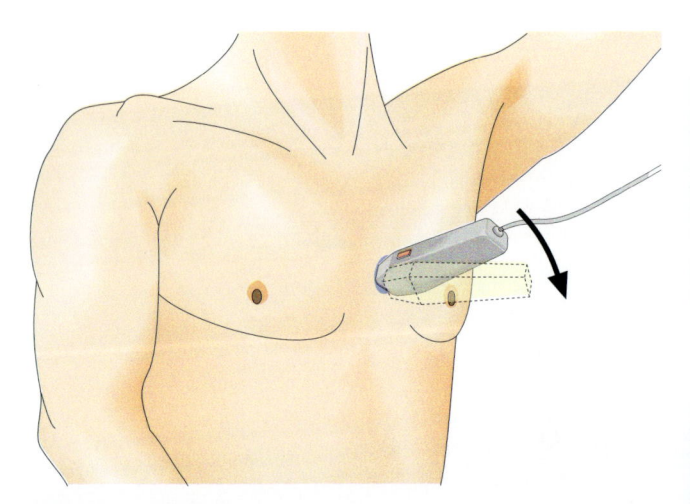

▶ Para maior visualização do ventrículo esquerdo, desloca-se cranialmente o plano de corte, isto é, o cabo do transdutor em direção à crista ilíaca esquerda.

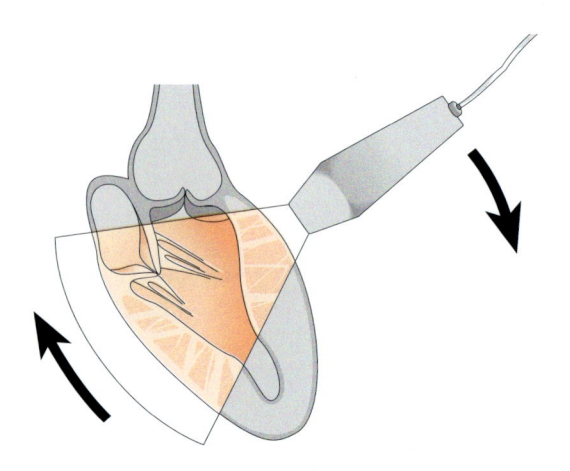

▶ Plano de corte deslocado caudalmente: apenas o ventrículo esquerdo é visível.

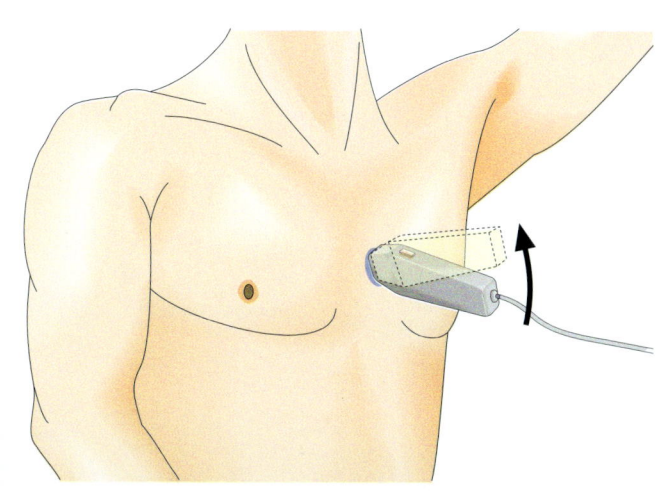

Janela paraesternal longa

Para maior visualização da aorta ascendente, desloca-se o plano de corte em direção caudal, isto é, o cabo do transdutor em direção ao ombro direito.

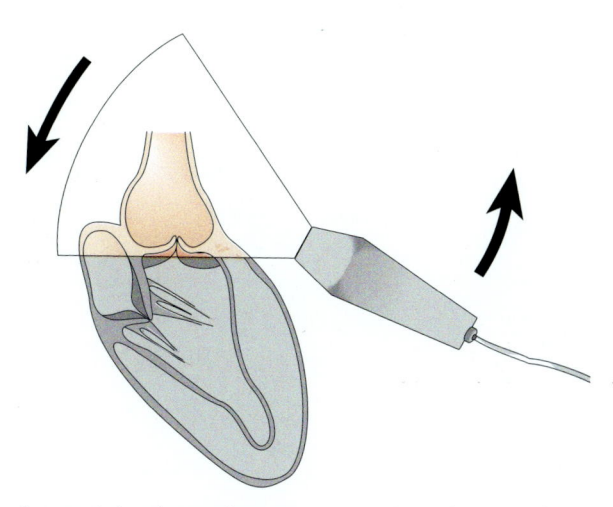

Plano de corte deslocado cranialmente: representação predominante da aorta ascendente.

Posição do transdutor e plano de corte

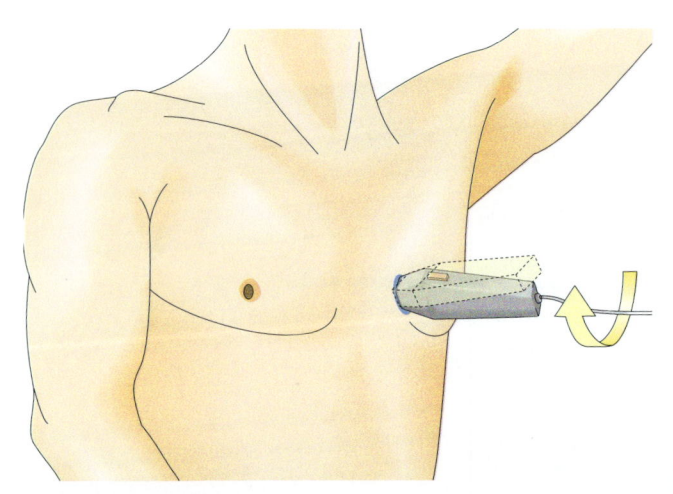

Pela rotação do transdutor em 90° no sentido horário, visualiza-se o coração na janela paraesternal curta.

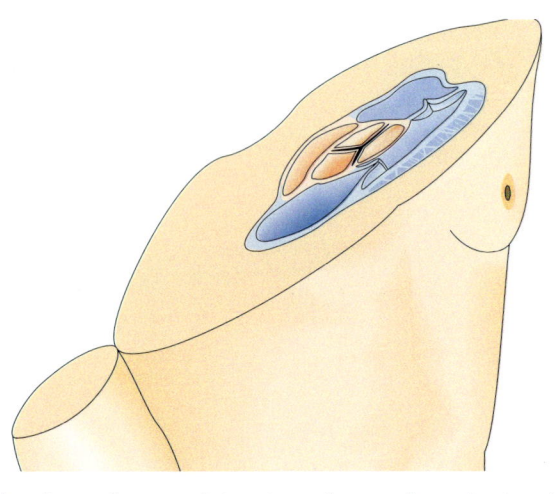

O plano de corte forma uma linha entre a axila esquerda e o rebordo costal direito.

Janela paraesternal curta

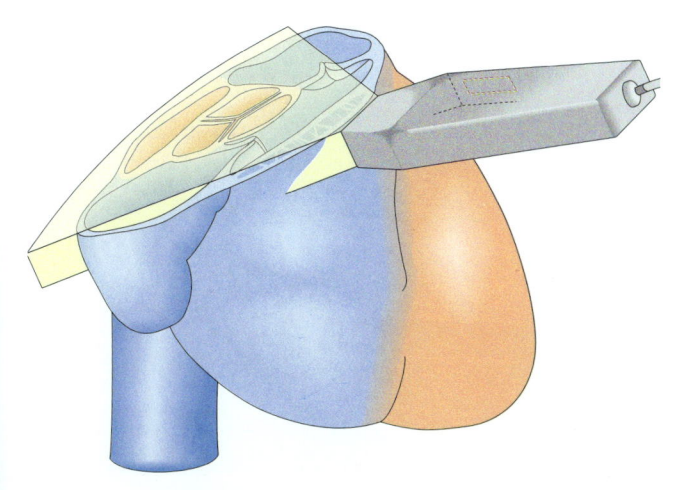

Visualiza-se um corte transversal na altura da valva aórtica.

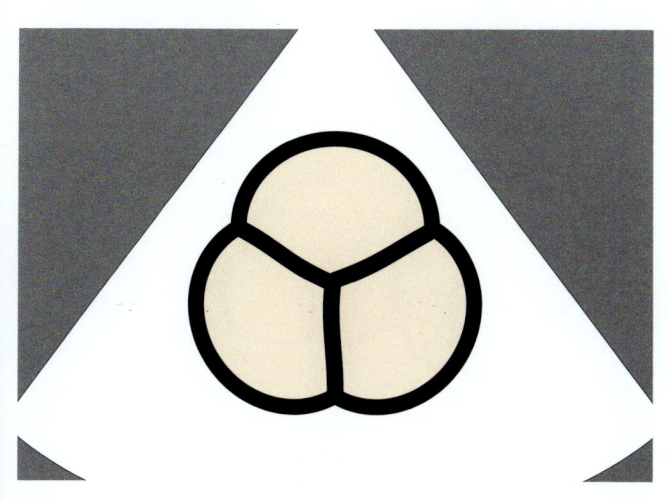

Como orientação, a estrutura típica da valva aórtica é representada no centro da imagem.

Estruturas anatômicas

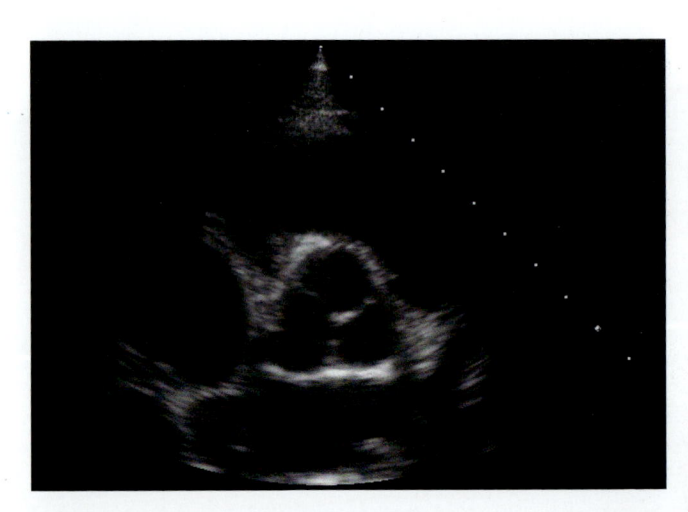

Janela paraesternal curta na altura da valva aórtica.

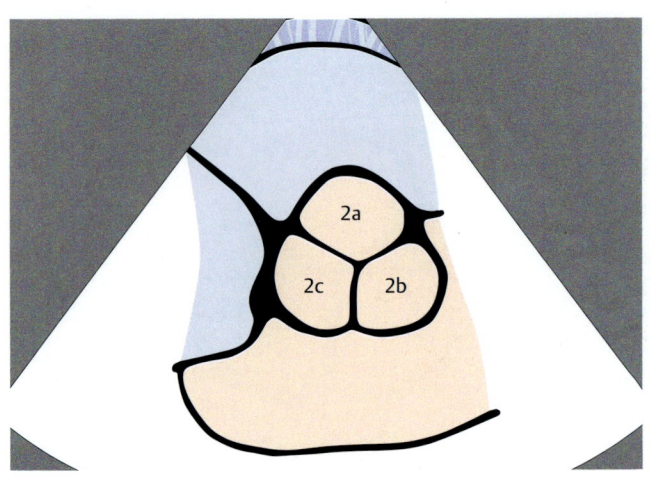

Ventrículo direito e as três cúspides da valva aórtica, em corte transversal.

Janela paraesternal curta

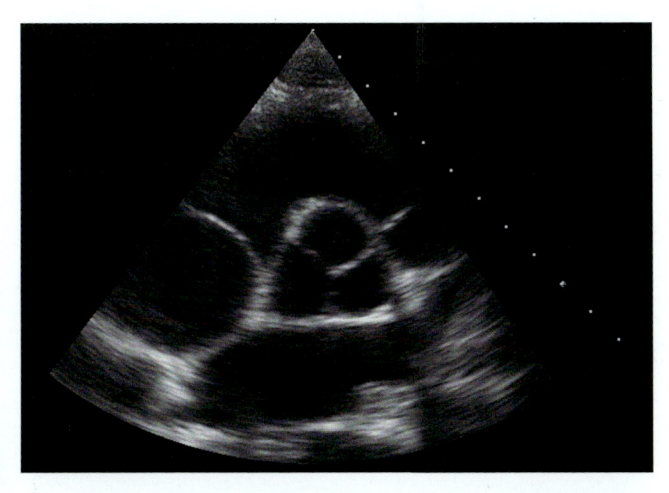

Janela paraesternal curta com valva aórtica no centro e estruturas cardíacas direitas vizinhas.

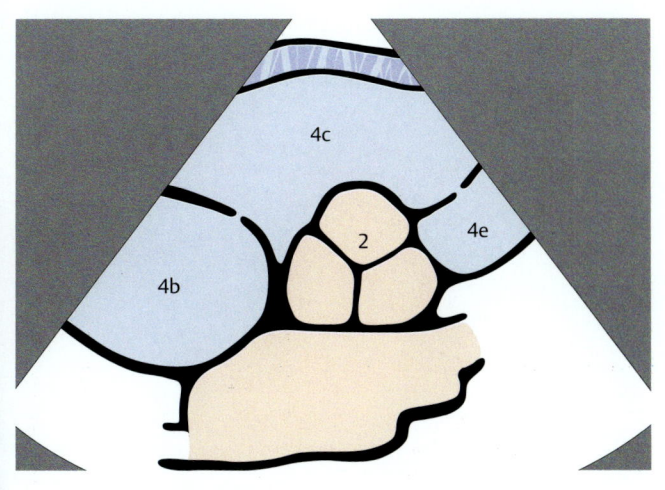

Valvas tricúspide e pulmonar no eixo paraesternal curto.

Correção de imagem

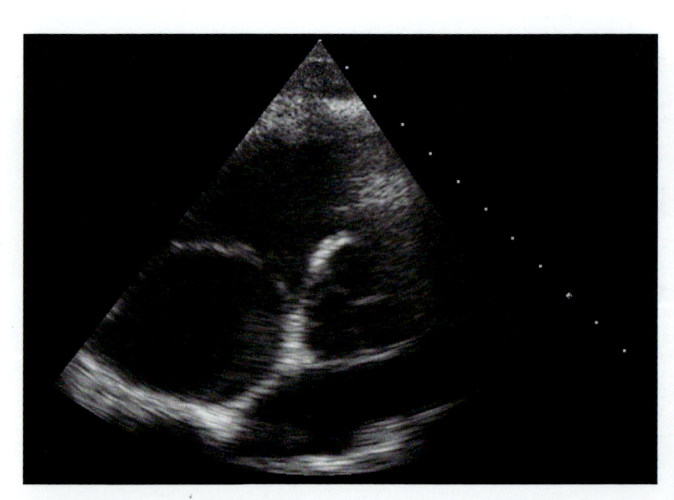

▶ Caso o transdutor não seja girado exatamente na janela paraesternal, o pulmão freqüentemente se sobrepõe.

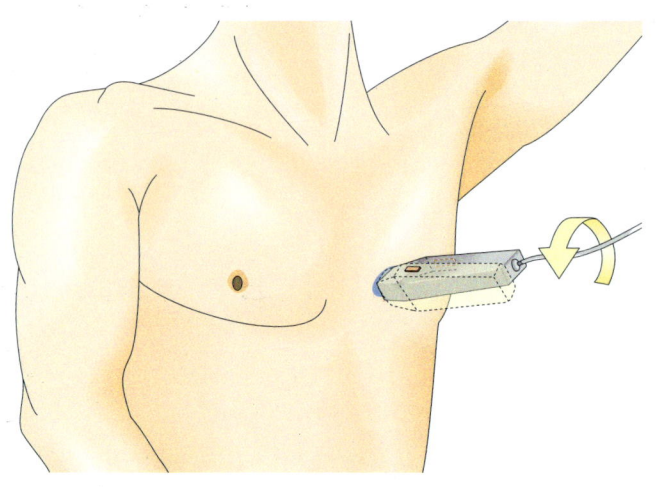

▶ Perdendo-se a orientação, retorna-se à janela paraesternal longa e reinicia-se o processo.

Janela paraesternal curta

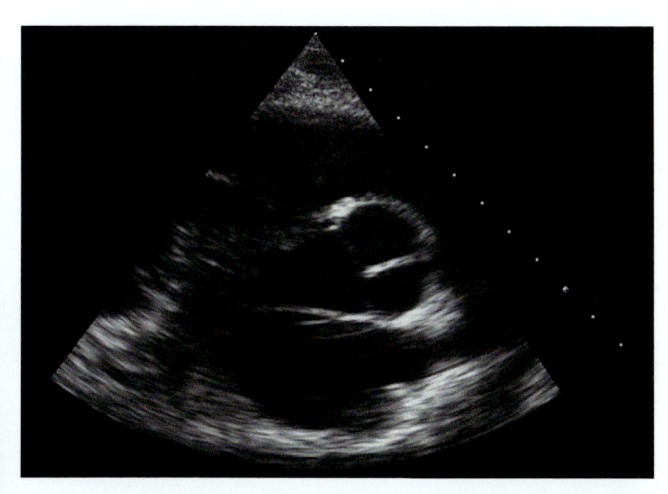

Caso o plano da imagem não corresponda ao ideal, tem-se uma imagem distorcida das valvas aórticas.

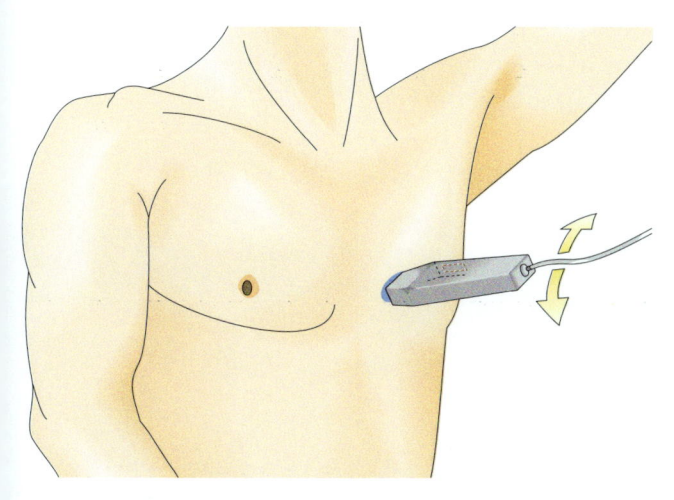

Então é suficiente girar o transdutor poucos graus à direita ou à esquerda.

28 Orientação da valva mitral

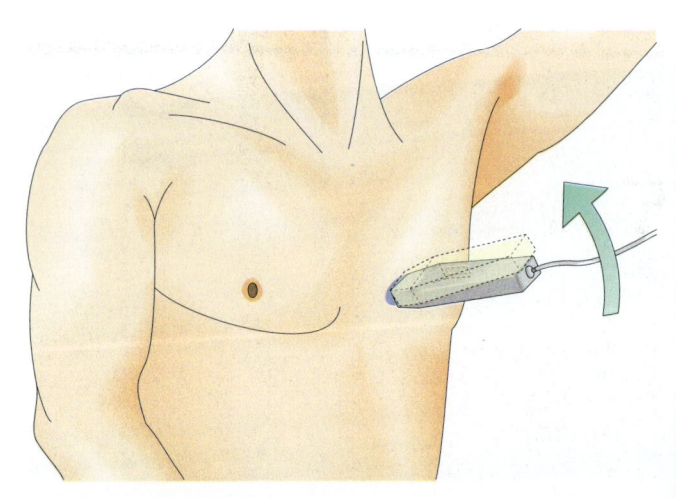

▶ Através de mínima basculação do plano de corte em direção caudal (cabo do transdutor em direção ao ombro direito), obtém-se imagem em corte transversal da valva mitral.

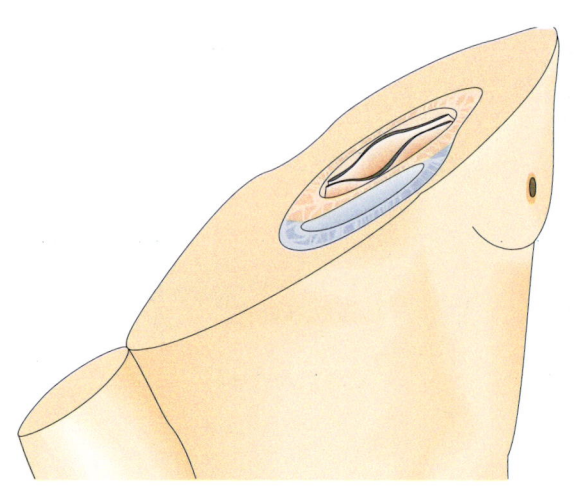

▶ As bordas da valva são bem-delimitadas.

Janela paraesternal curta

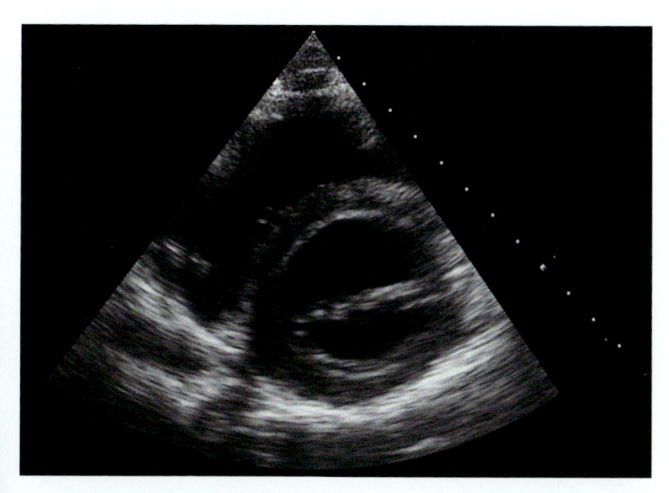

O movimento da valva mitral assemelha-se à abertura da boca de um peixe.

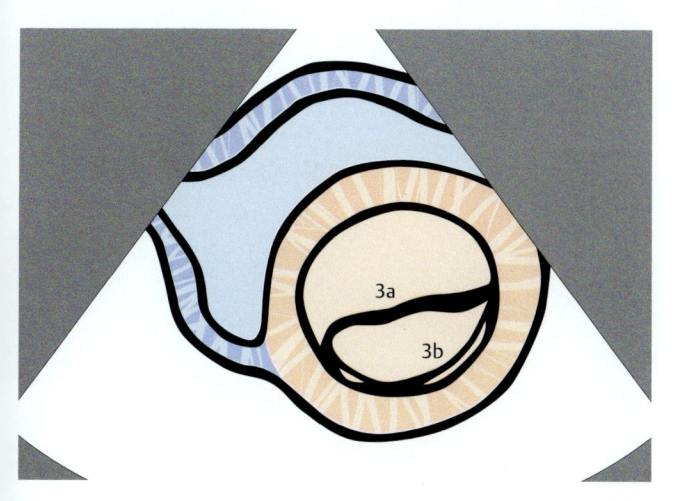

Cúspides mitrais anterior e posterior.

Orientação dos ligamentos papilares

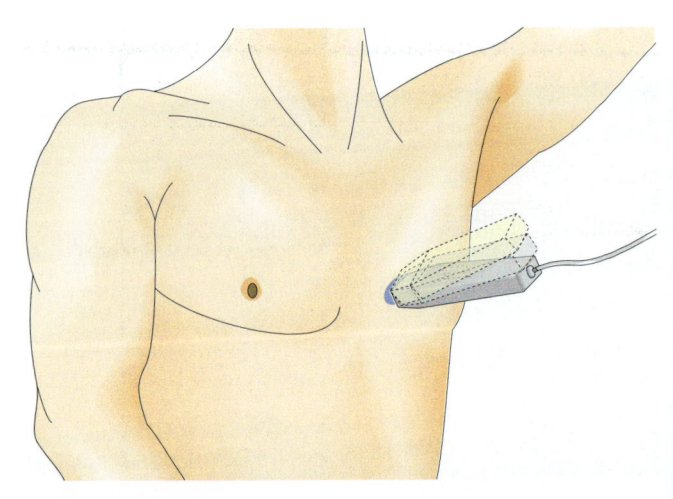

▶ A inclinação maior do transdutor em direção caudal mostra as cordoalhas tendíneas.

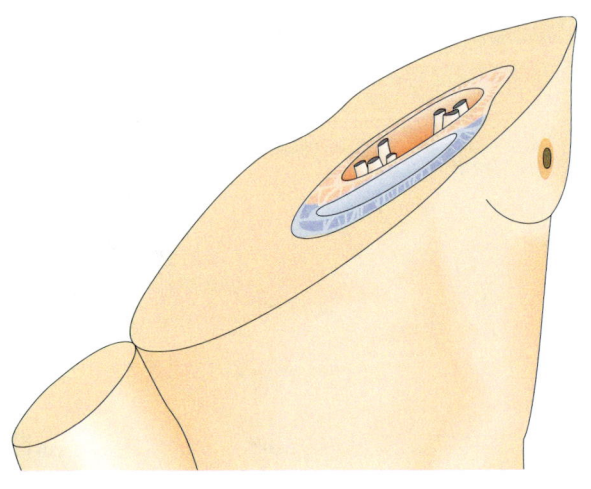

▶ As cordoalhas tendíneas são seccionadas transversalmente.

Janela paraesternal curta

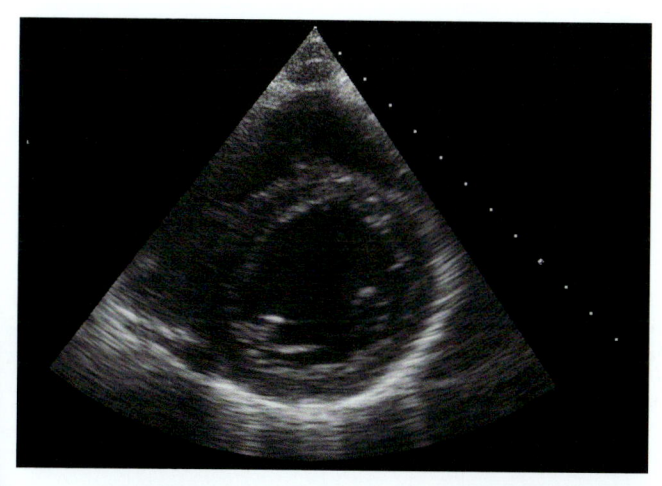

No plano ideal de corte, o ventrículo esquerdo apresenta-se circular.

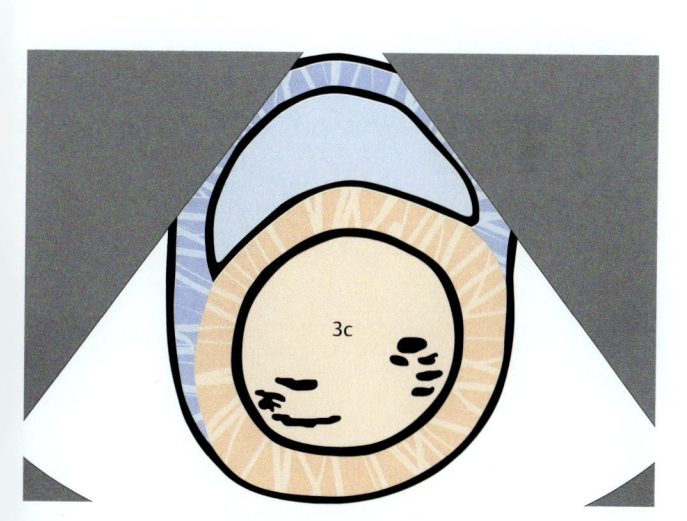

Neste plano, a contratilidade do segmento basal do ventrículo esquerdo pode ser bem-avaliada.

Orientação dos músculos papilares

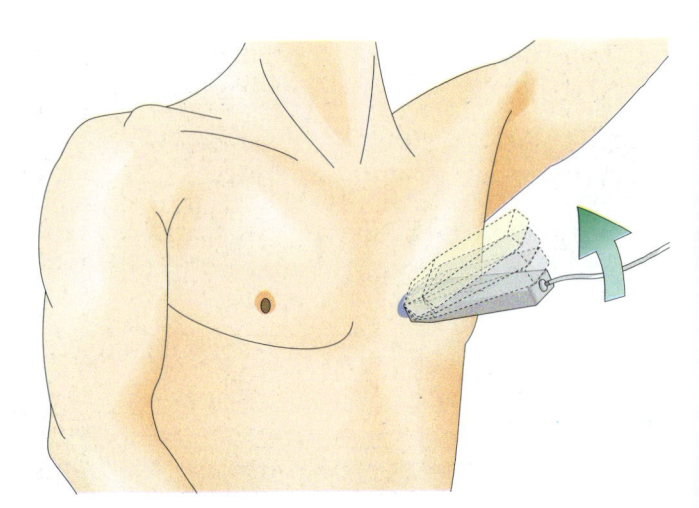

▶ A inclinação maior do transdutor em direção caudal mostra os músculos papilares em corte transversal.

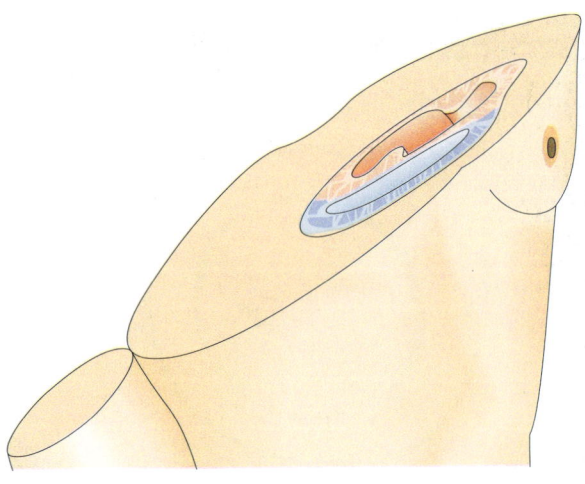

▶ Os músculos papilares e a porção média do ventrículo esquerdo são seccionados transversalmente.

Janela paraesternal curta

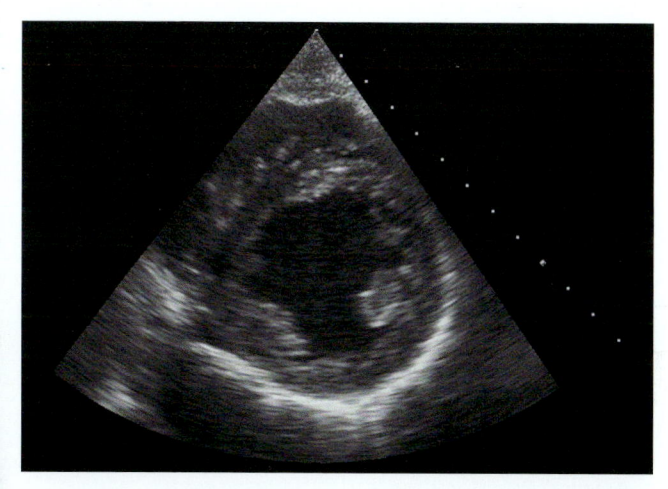

Também neste plano deve-se observar a representação circular do ventrículo esquerdo.

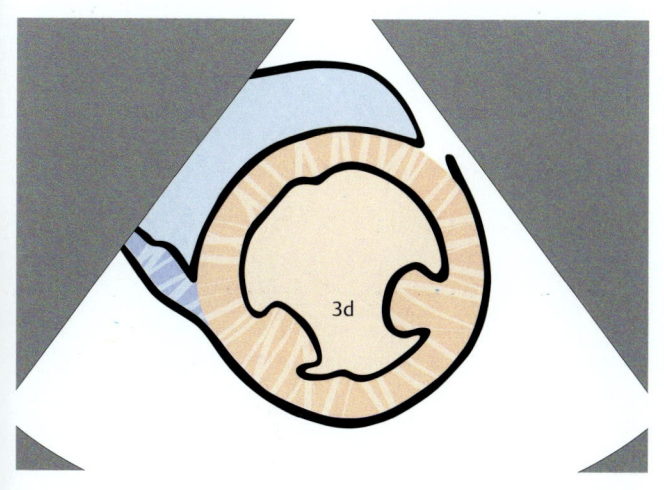

Neste plano, a contratilidade do segmento médio do ventrículo esquerdo pode ser bem-avaliada.

34 Posição do transdutor e plano de corte

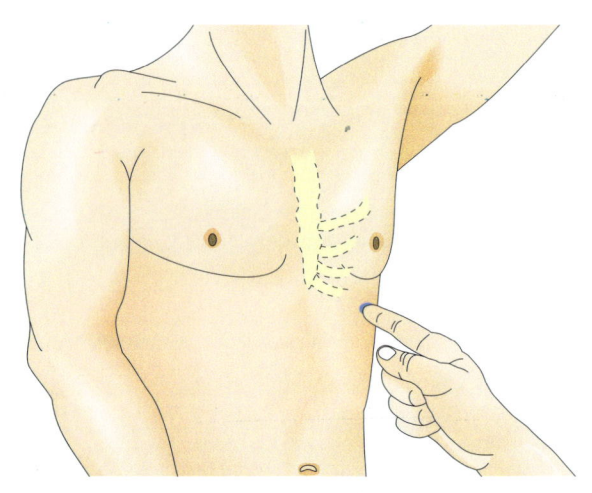

▶ Visualização na janela apical: palpa-se o íctus cardíaco.

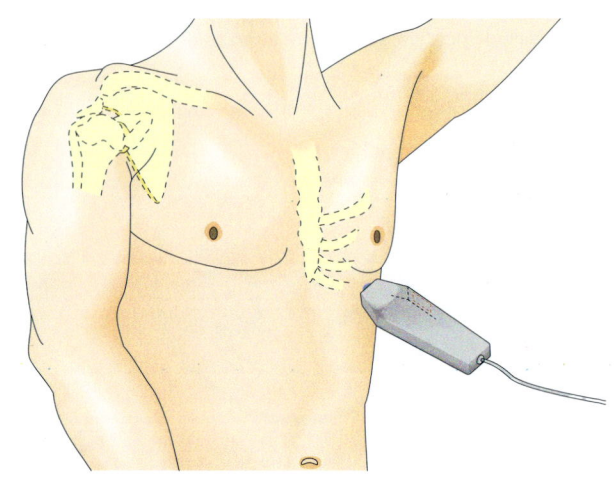

▶ O transdutor é colocado sobre o íctus cardíaco e dirigido à omoplata direita.

Janela apical

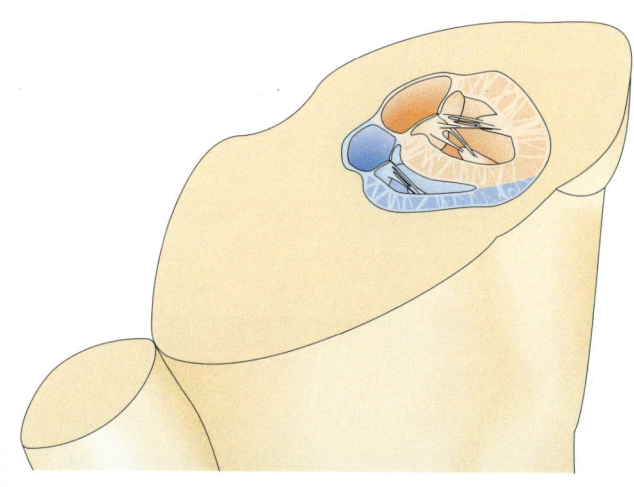

O primeiro plano de corte ocorre entre a omoplata esquerda e o rebordo costal direito; a marcação do transdutor dirige-se para a omoplata esquerda.

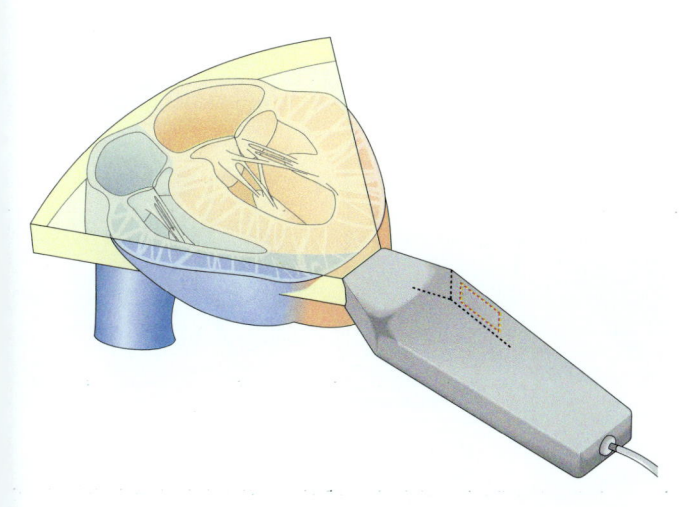

Do íctus cardíaco visualizam-se os dois ventrículos e os dois átrios.

Imagem apical de quatro câmaras

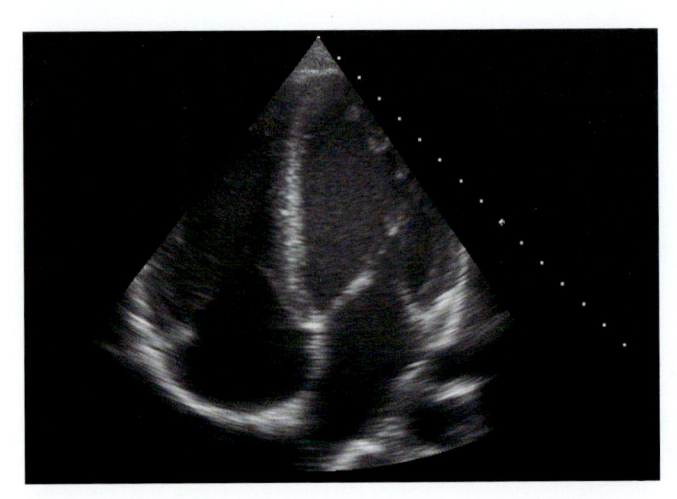

À direita, apresenta-se o coração esquerdo; à esquerda, o coração direito.

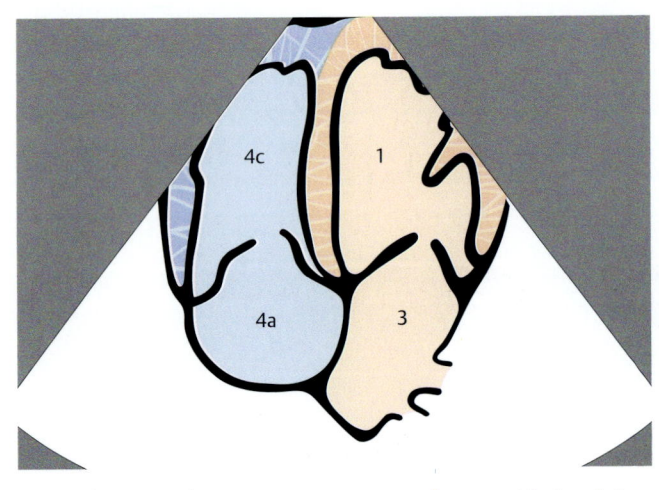

Na metade superior da imagem, apresentam-se ambos os ventrículos; abaixo, os átrios direito e esquerdo. Valvas mitral e tricúspide separam os ventrículos e os átrios.

Janela apical

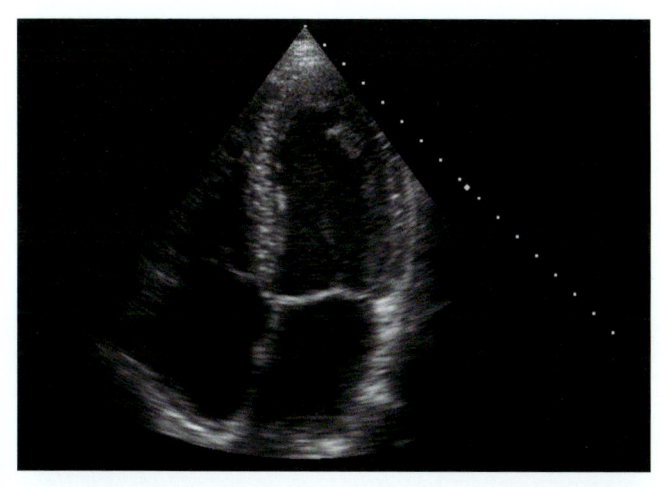

Em geral, a visualização do coração direito é menos detalhada do que a do esquerdo.

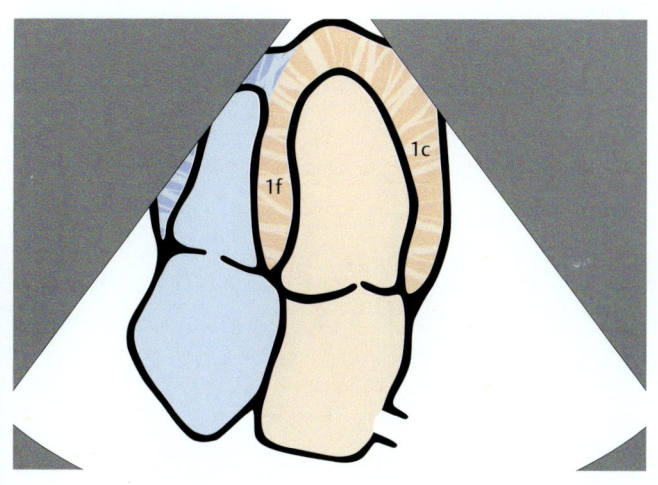

A parede lateral do ventrículo esquerdo aparece à direita; no centro, visualiza-se a parede septal.

Imagem apical de duas câmaras

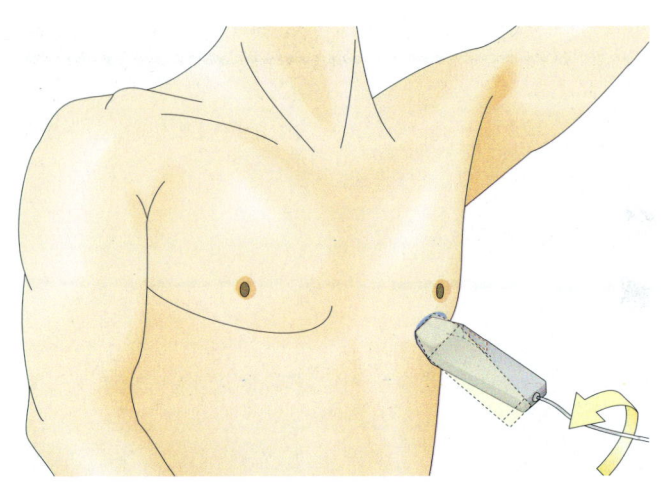

▶ Pela rotação do transdutor em 60° no sentido anti-horário, obtém-se imagem apical de duas câmaras.

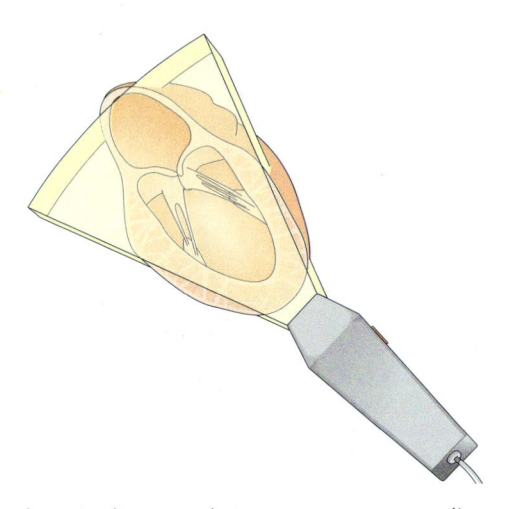

▶ Neste plano, visualizam-se exclusivamente as estruturas cardíacas esquerdas.

Janela apical

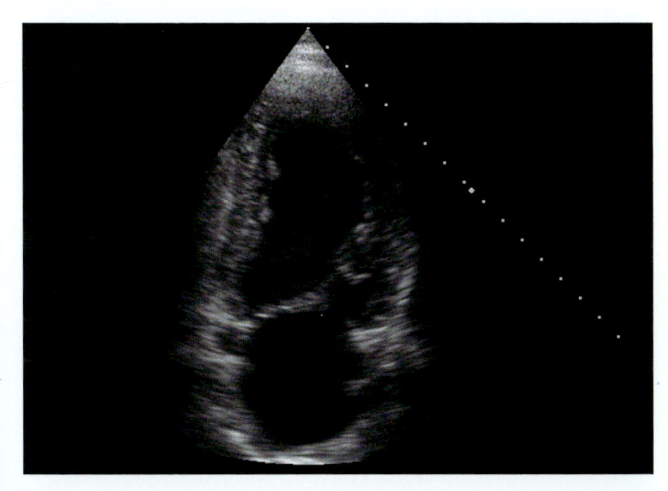

Freqüentemente, neste plano, os músculos papilares se apresentam de modo proeminente.

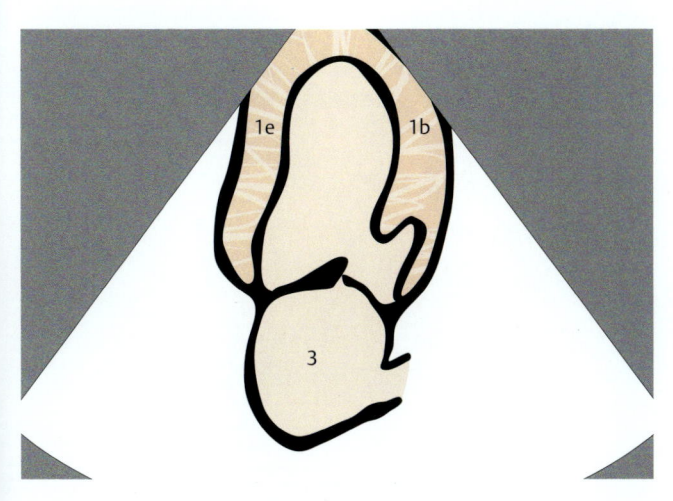

A parede anterior do ventrículo esquerdo aparece à direita; a parede inferior, à esquerda.

Imagem apical de três câmaras

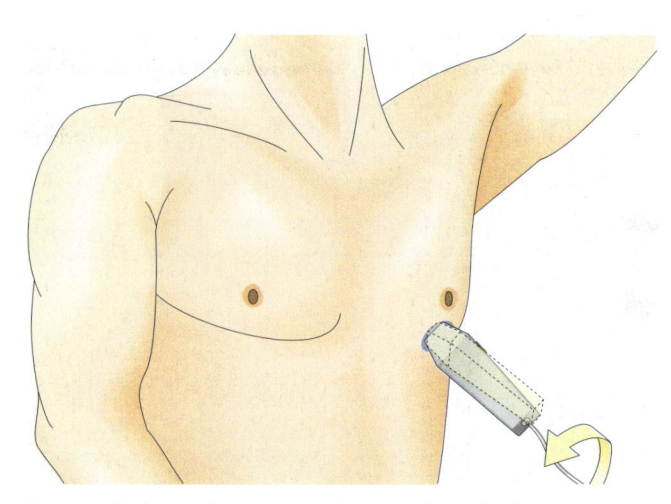

Nova rotação do transdutor em mais 60° no sentido anti-horário apresenta a imagem apical de três câmaras.

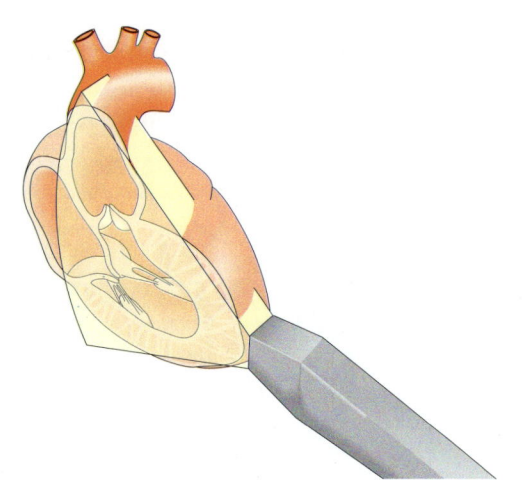

Como estrutura adicional, aparece a imagem do bulbo aórtico.

Janela apical

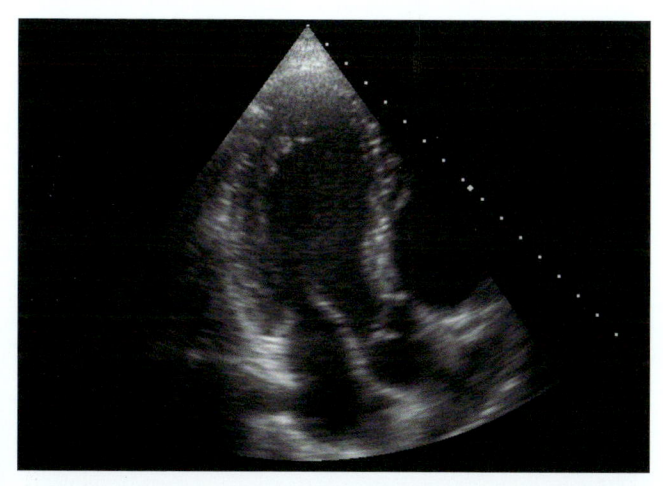

O fluxo de entrada e de saída do ventrículo esquerdo pode ser avaliado neste plano.

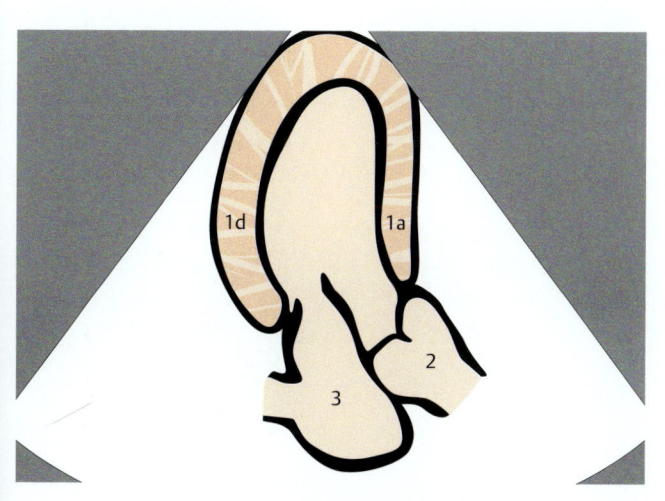

A parede ântero-septal do ventrículo esquerdo aparece à direita; a parede posterior, na borda esquerda da imagem.

Imagem apical de cinco câmaras

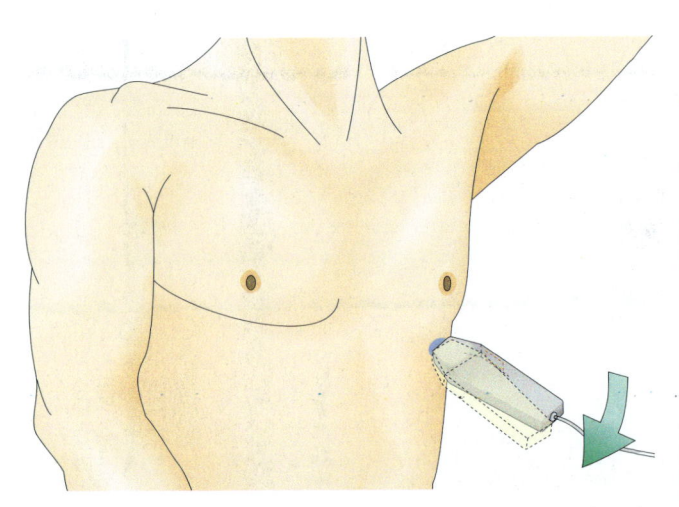

▶ Para a visualização das "cinco câmaras", bascula-se levemente o transdutor da posição de visualização das quatro câmaras em direção caudal.

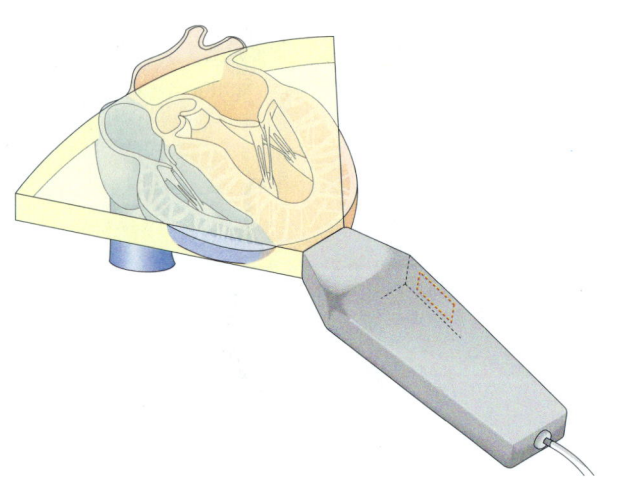

▶ A visualização das cinco câmaras mostra os dois átrios e ventrículos, entre eles, como "quinta câmara", o bulbo aórtico.

Janela apical

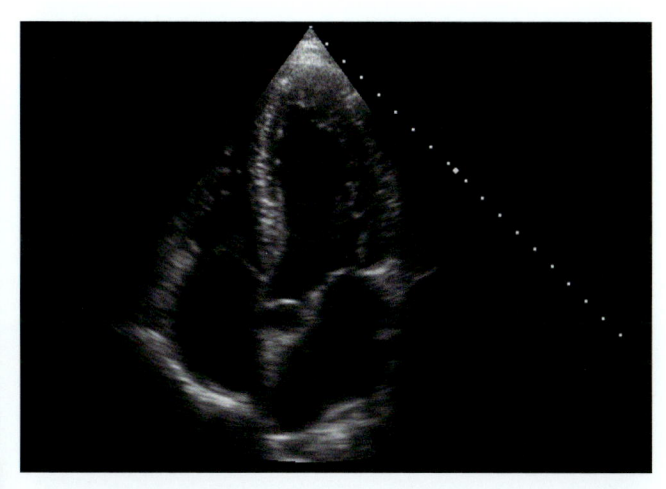

O fluxo de saída do ventrículo esquerdo através da valva aórtica pode ser bem-avaliado aqui.

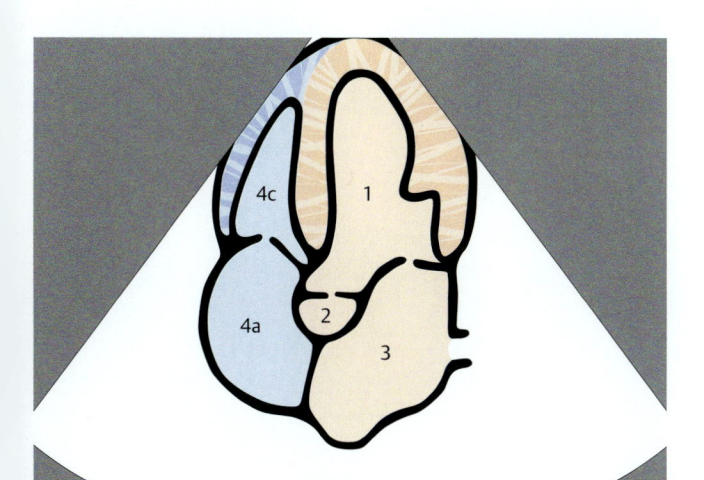

A imagem das cinco câmaras oferece uma visualização das estruturas essenciais do coração.

Posição do transdutor

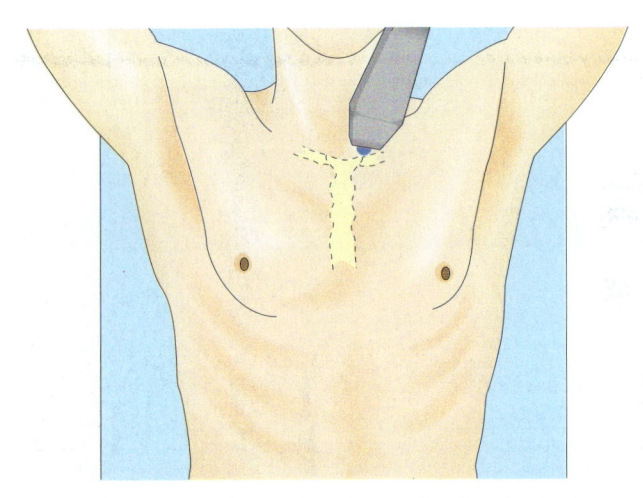

Para a janela supra-esternal, o transdutor é colocado na fossa jugular, à esquerda.

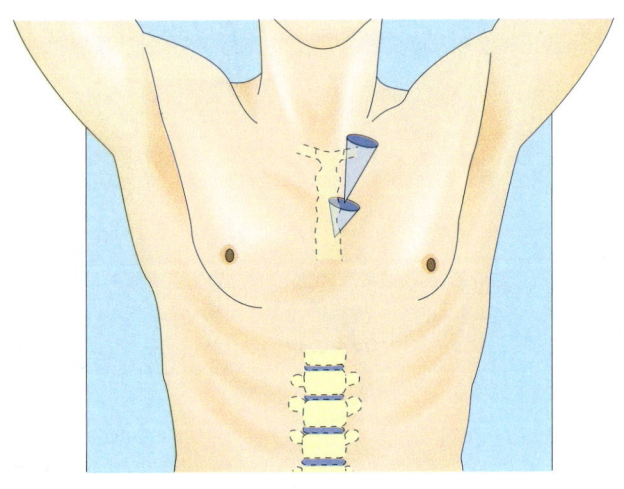

O feixe sonoro é dirigido para a coluna vertebral lombar.

Janela supra-esternal — **Estruturas anatômicas**

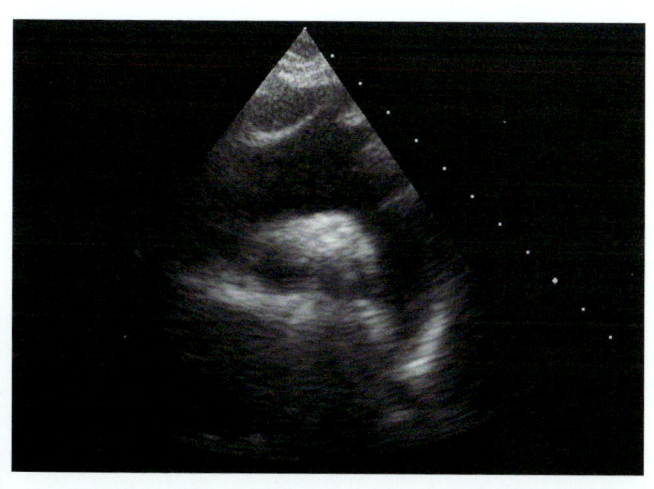

Em geral, obtém-se acesso completo da aorta ascendente, do arco aórtico e da aorta descendente apenas em pacientes jovens.

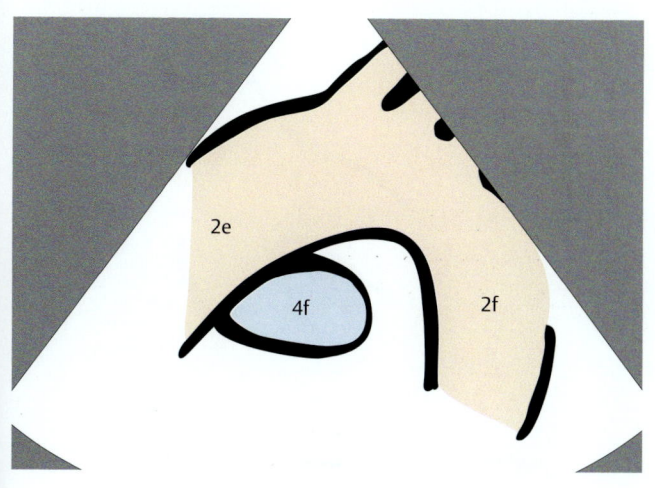

O arco aórtico apresenta-se circundando a artéria pulmonar.

Visualização da aorta ascendente

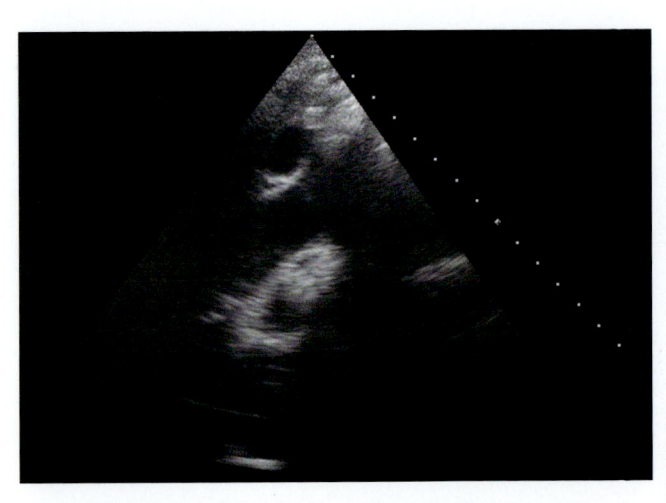

▶ Através da basculação e da rotação do transdutor, visualizam-se a aorta ascendente e o arco aórtico.

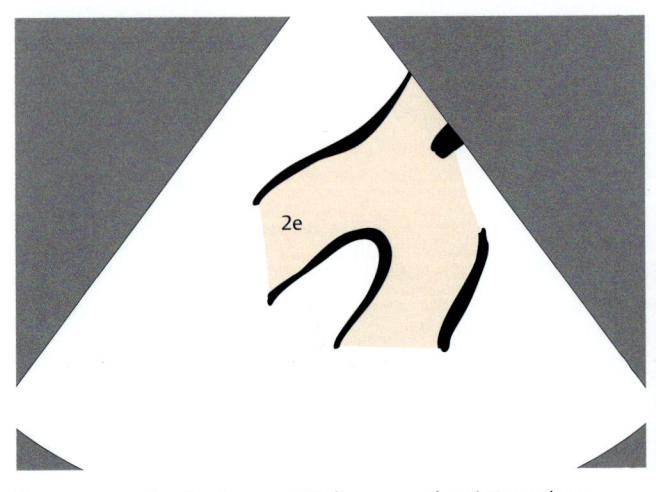

▶ Em casos excepcionais, a imagem é tão boa que a valva aórtica pode ser visualizada.

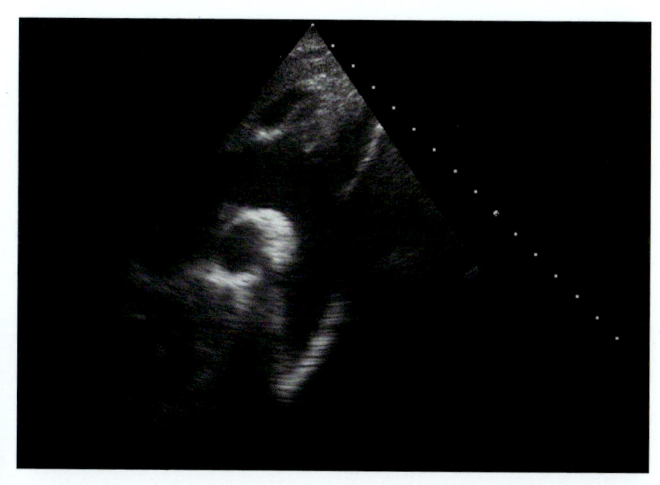

Janela supra-esternal **Visualização da aorta descendente** 47

Tipicamente, os vasos supra-aórticos deslocam-se para cima e para a direita.

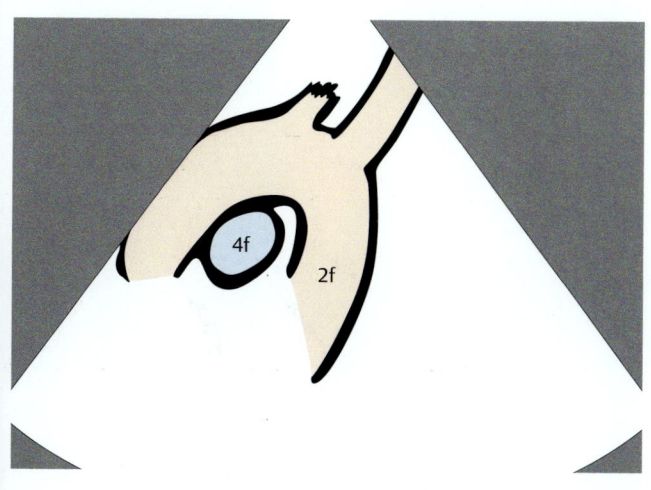

Em geral, a artéria subclávia esquerda pode ser bem-delimitada; distalmente, localiza-se o istmo aórtico.

Posição do transdutor

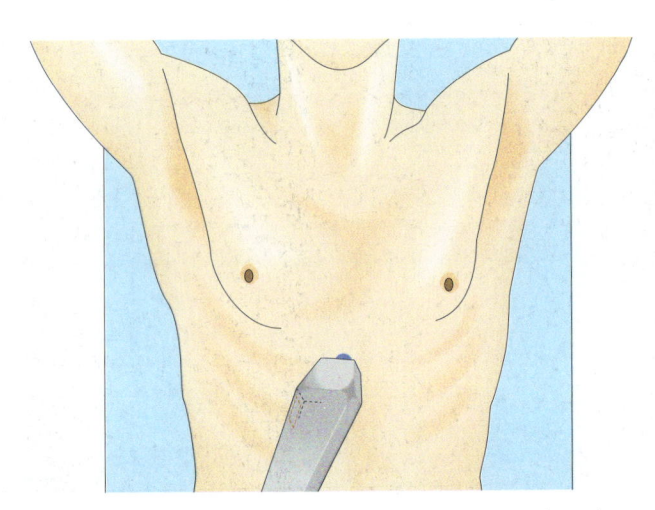

Para a janela subcostal, o transdutor é colocado imediatamente abaixo do apêndice xifóide.

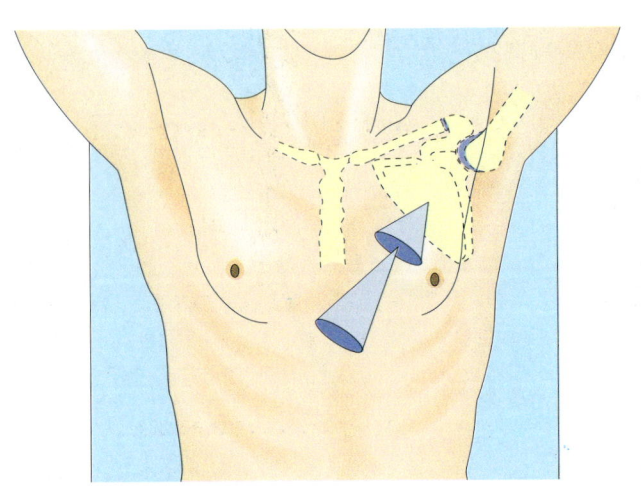

O feixe sonoro é dirigido para o ombro esquerdo.

Janela subcostal **Estruturas anatômicas** 49

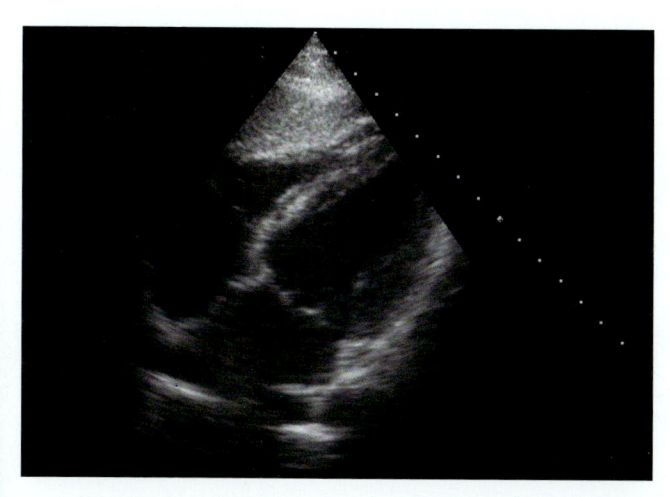

Visualiza-se uma imagem de quatro câmaras inclinada para a esquerda.

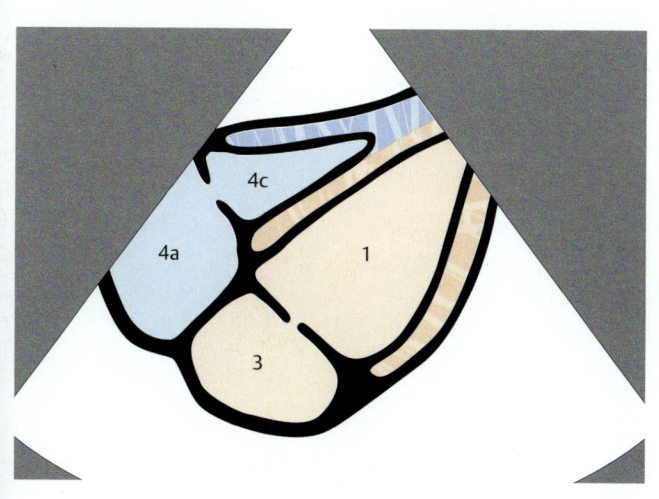

Próximo ao transdutor apresentam-se o átrio direito e o ventrículo direito.

2 Modo M e Doppler

52 Modo M

    52 Princípios do modo M
    53 Valva aórtica
    54 Valva mitral
    55 Ventrículo esquerdo

56 Doppler

    56 Efeito Doppler
    57 Representação do fluxo sangüíneo
    58 Representação do Doppler espectral no monitor
    60 Doppler contínuo (CW)
    62 Doppler pulsado (PW)
    64 Princípios do Doppler colorido
    66 Aliasing
    68 Valva tricúspide na janela paraesternal curta
    70 Valva pulmonar na janela paraesternal curta
    72 Valva mitral na imagem apical de duas câmaras
    74 Valva aórtica na imagem apical de três câmaras
    76 Valva tricúspide na imagem apical de quatro câmaras
    78 Valva aórtica na imagem apical de cinco câmaras
    80 Aorta na janela supra-esternal
    82 Átrios na janela subcostal
    83 Valva mitral na janela subcostal

Princípios do modo M

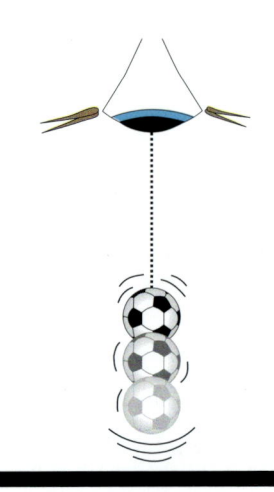

▶ O modo M é uma representação unidimensional de estruturas em movimento em função do tempo. Apenas o ponto superior da bola de futebol é registrado...

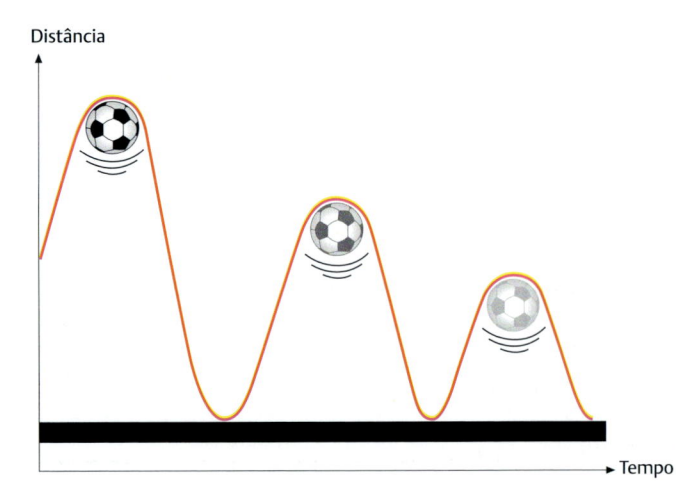

▶ ...e sua posição é representada em função do tempo.

Modo M — Valva aórtica

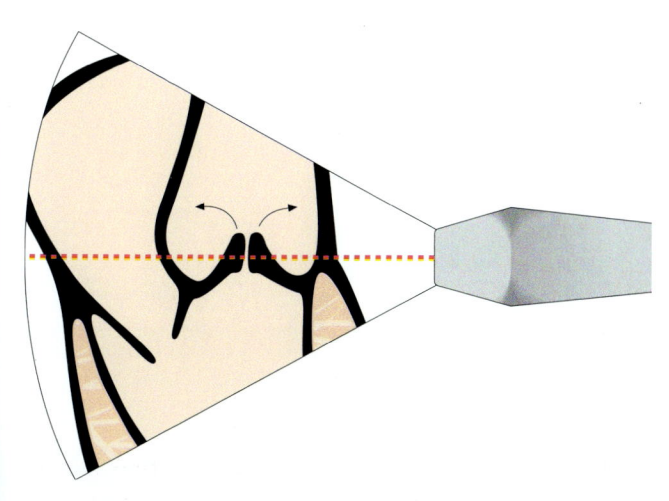

O modo M registra o eco característico das cúspides aórticas, não-coronariana e coronariana esquerda; posteriormente, o átrio esquerdo (janela paraesternal).

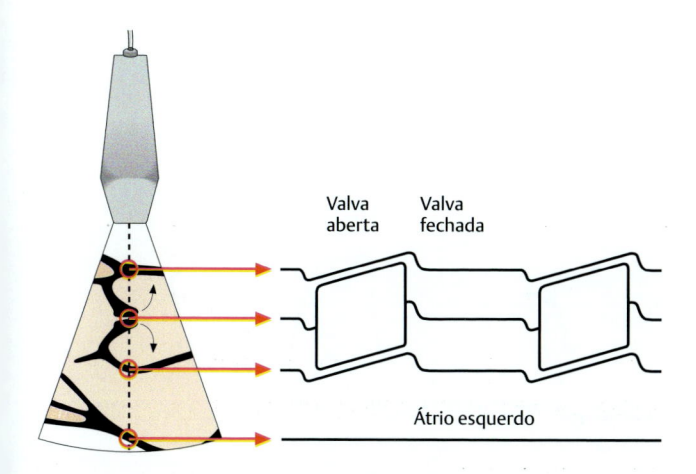

Valva aberta Valva fechada

Átrio esquerdo

Paralelograma característico da abertura da valva aórtica na sístole; na diástole, as bordas da valva se apresentam com linha fortemente refletora.

Valva mitral

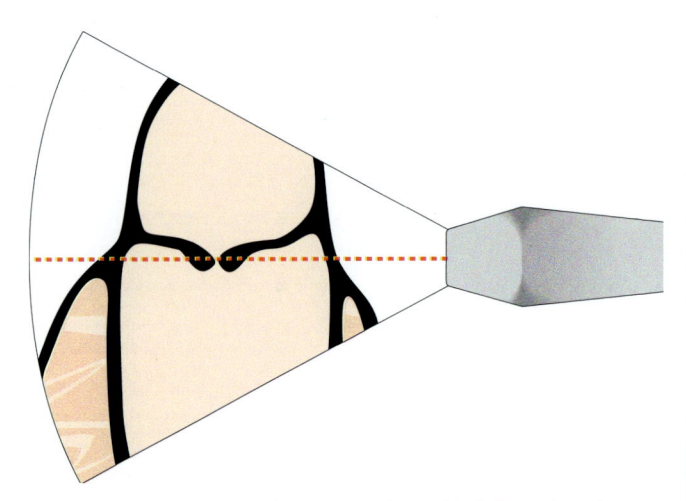

▶ O feixe sonoro mostra, na janela paraesternal, o padrão bifásico típico da abertura da valva mitral (primeira onda: relaxamento ventricular; segunda onda: contração atrial).

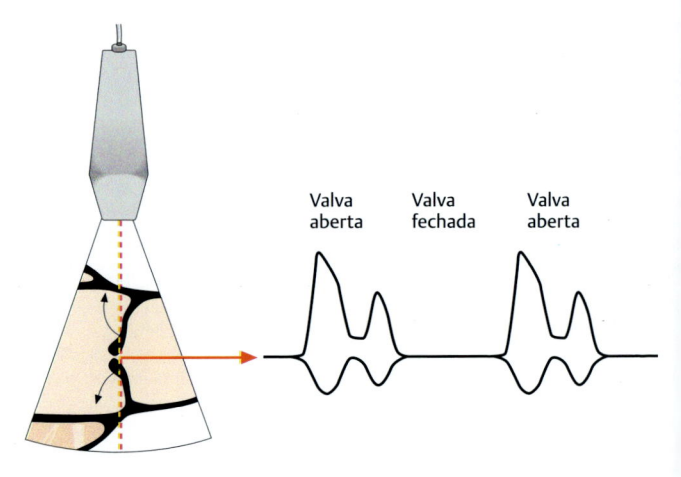

Valva aberta   Valva fechada   Valva aberta

▶ No monitor aparece, acima, o padrão de movimento em forma de M da cúspide mitral anterior e, abaixo, o padrão em forma de W da cúspide posterior.

Modo M — Ventrículo esquerdo

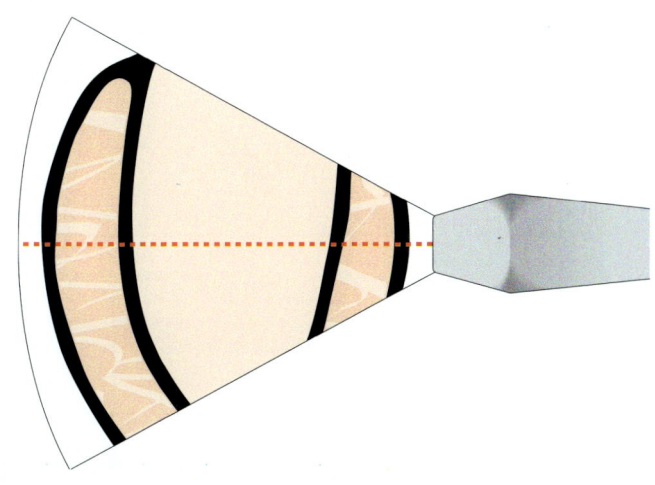

Na janela paraesternal são registrados o diâmetro e a espessura das paredes ventriculares.

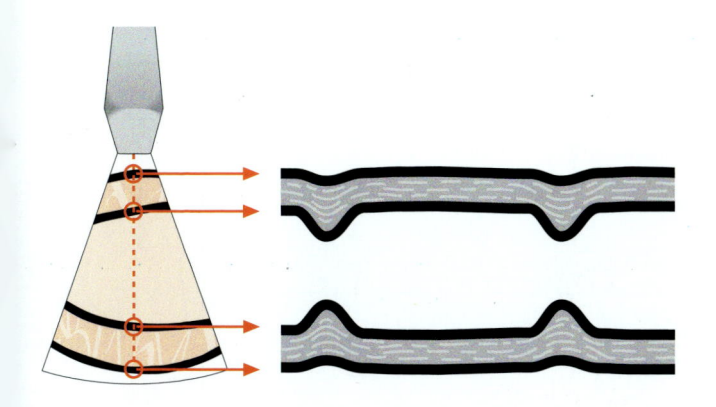

Na sístole observa-se o espessamento típico e o movimento centrípeto do miocárdio.

Efeito Doppler

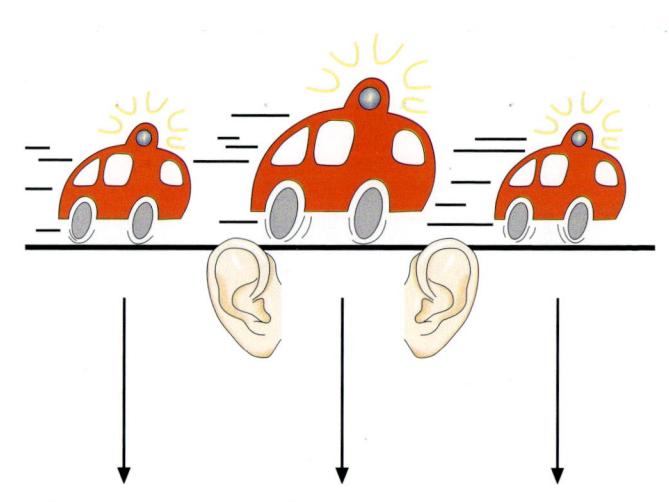

O efeito Doppler é a alteração da freqüência por uma fonte sonora em movimento. O tom da sirene de uma ambulância que se aproxima parece mais alto...

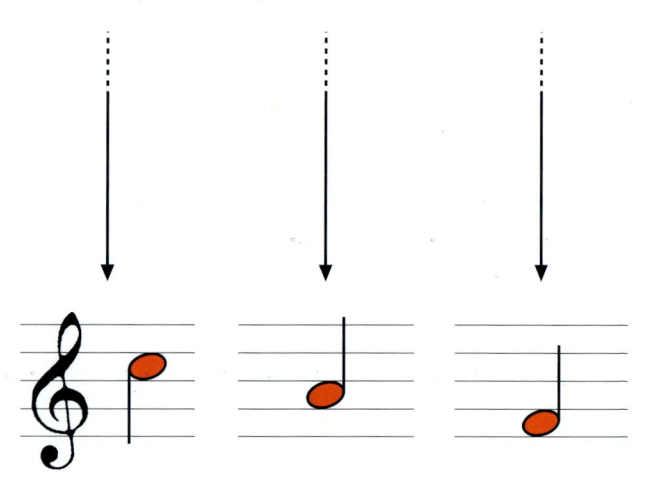

...que o tom de uma ambulância que se afasta. Considerando a variação da freqüência, pode-se calcular a velocidade.

Representação do fluxo sangüíneo

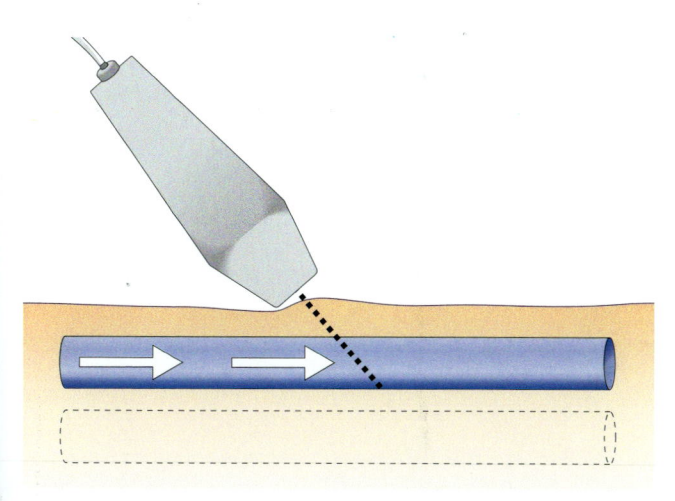

Através do princípio de Doppler é possível representar o fluxo sangüíneo não apenas em relação à velocidade...

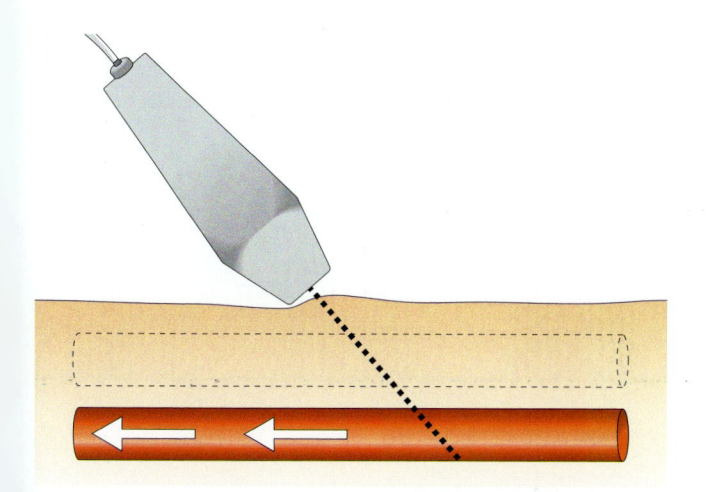

...mas também em relação à direção.

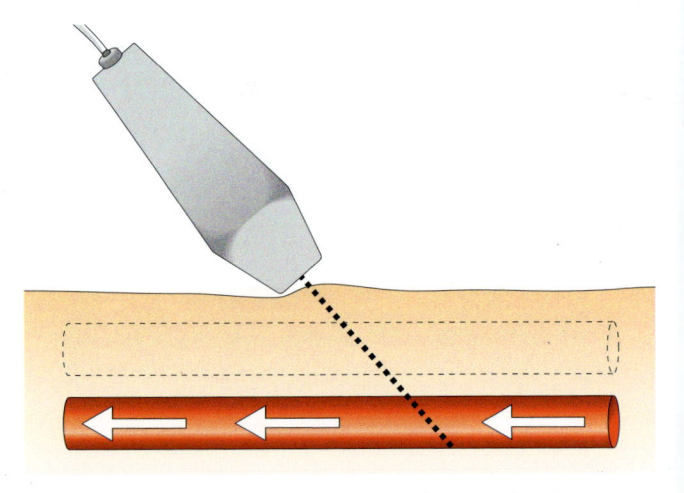

Representação do Doppler espectral no monitor

▶ Através da inclinação do transdutor, a direção do fluxo sangüíneo é determinada.

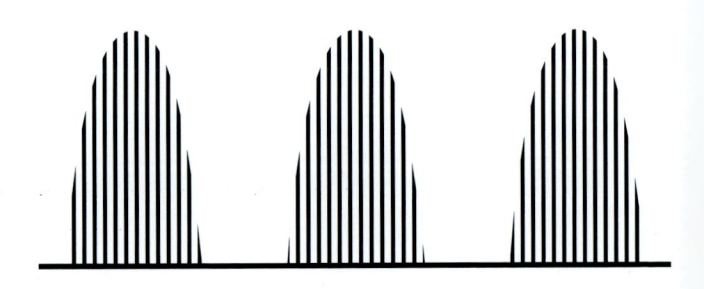

▶ Fluxos direcionados ao transdutor são representados no monitor acima da linha de base.

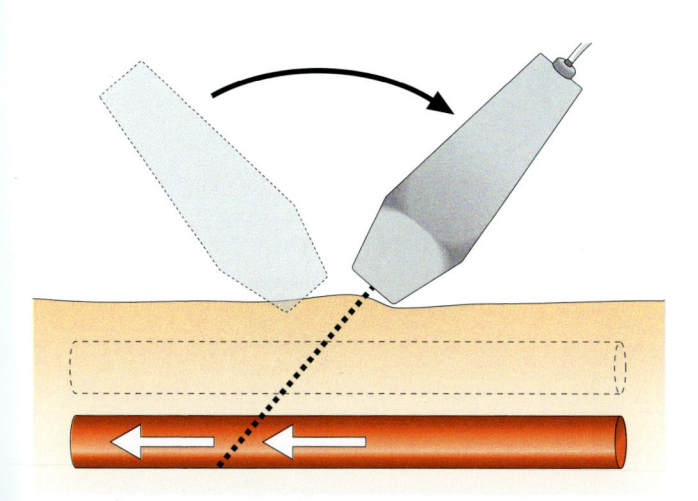

Doppler

Através da inclinação do transdutor em direção contrária obtém-se o sinal Doppler do fluxo sangüíneo que se afasta do transdutor.

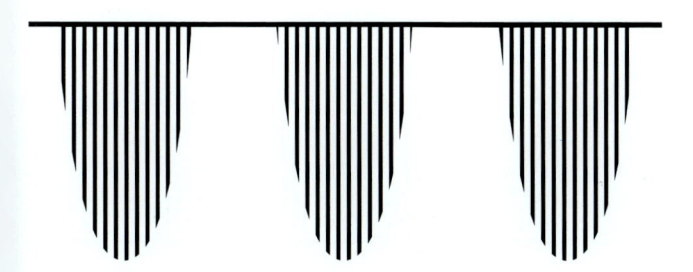

Fluxos em direção contrária ao transdutor são representados no monitor abaixo da linha de base.

Doppler contínuo (CW)

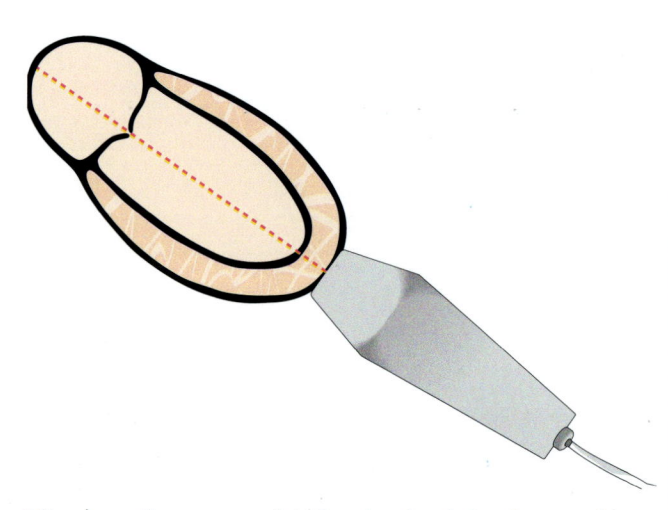

▶ O Doppler contínuo compreende todos os impulsos do Doppler em um feixe sonoro unidimensional.

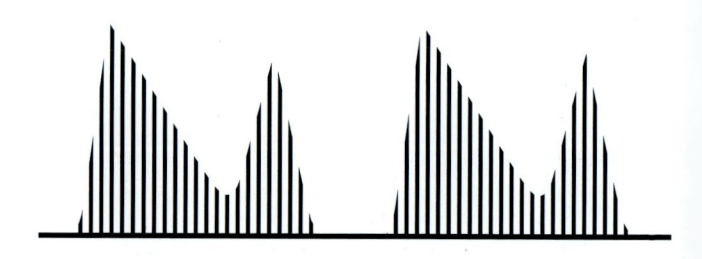

▶ Doppler contínuo do fluxo transmitral: o fluxo no ventrículo esquerdo dirige-se para o transdutor, sendo representado, por essa razão, acima da linha de base.

Doppler

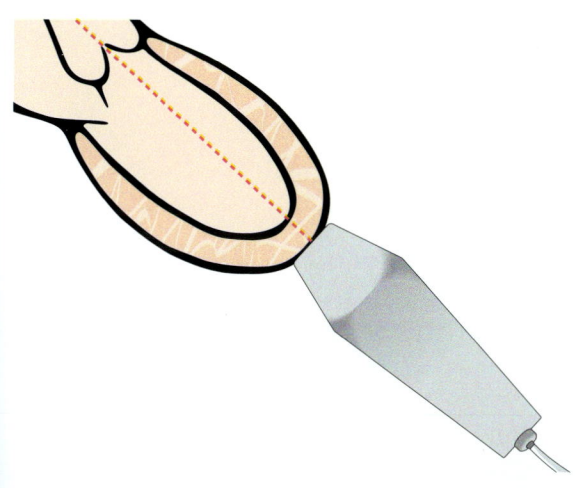

Fluxo aórtico na imagem apical de três câmaras; o fluxo afasta-se do transdutor...

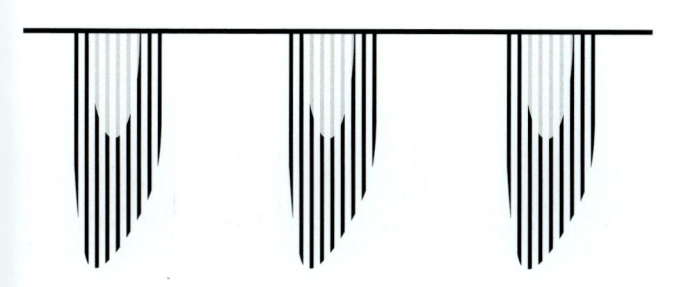

...e por essa razão é representado abaixo da linha de base.

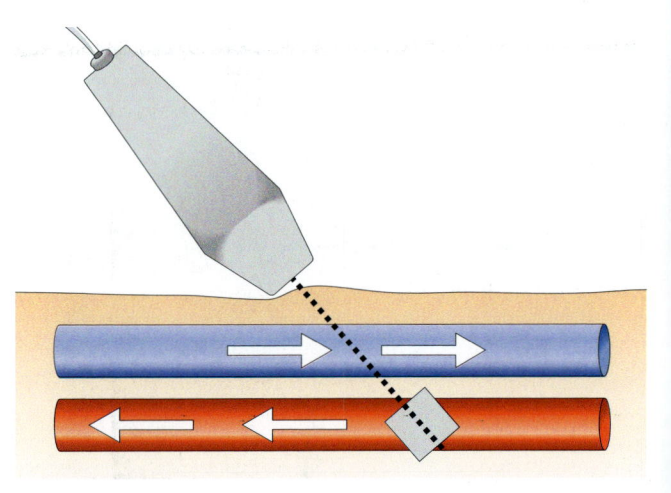

Doppler pulsado (PW)

▶ O Doppler pulsado permite a representação de velocidades em uma amostra selecionada (volume amostra).

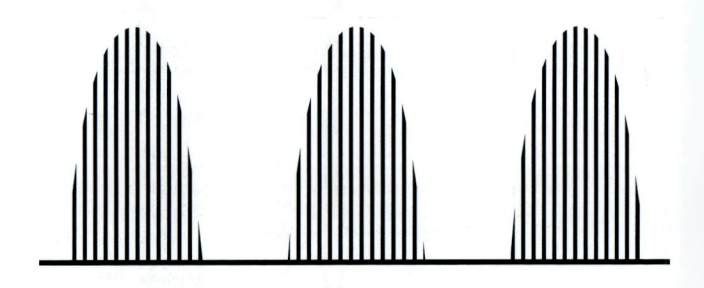

▶ Como no Doppler contínuo, o fluxo em direção ao transdutor é representado acima da linha de base.

Doppler

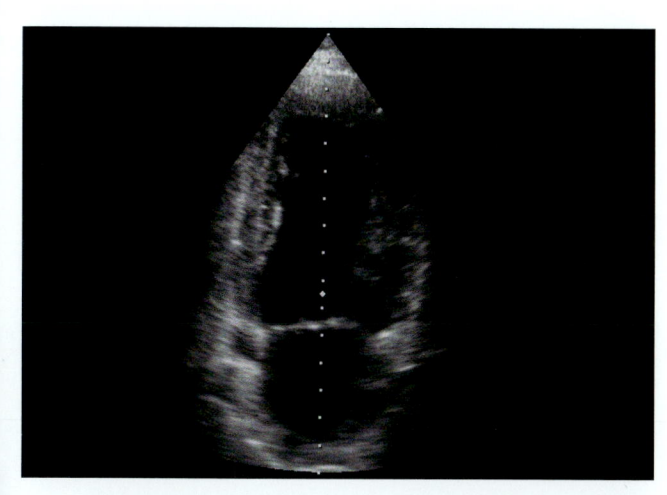

O Doppler pulsado é adequado para a avaliação do fluxo transmitral na imagem apical de duas câmaras.

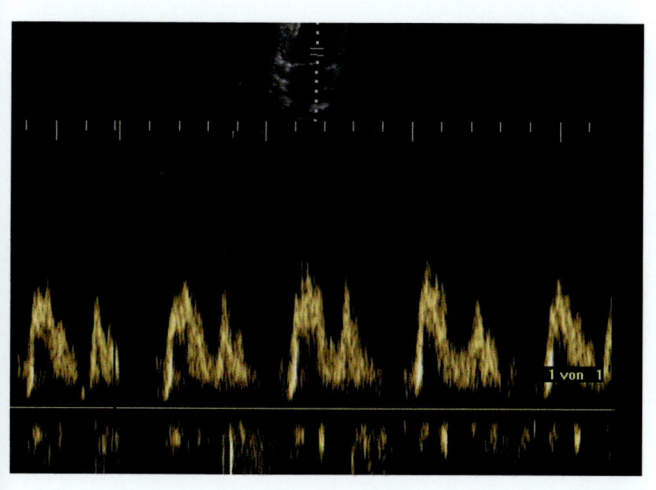

O Doppler espectral mostra o padrão típico em forma de M do fluxo transmitral.

Princípios do Doppler colorido

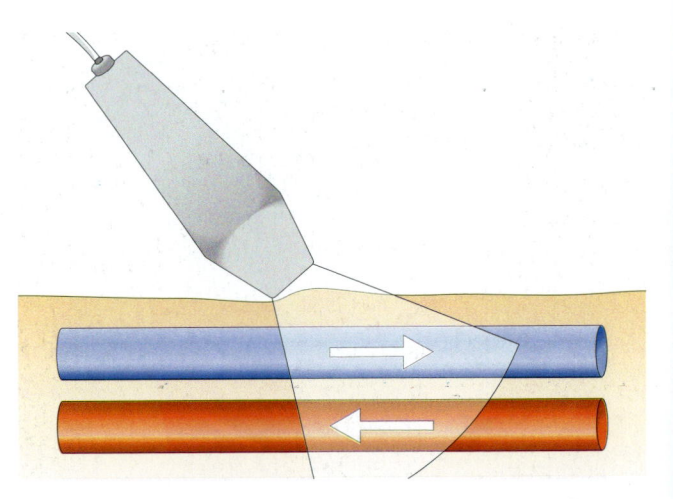

O Doppler colorido representa todos os fluxos de um setor selecionado.

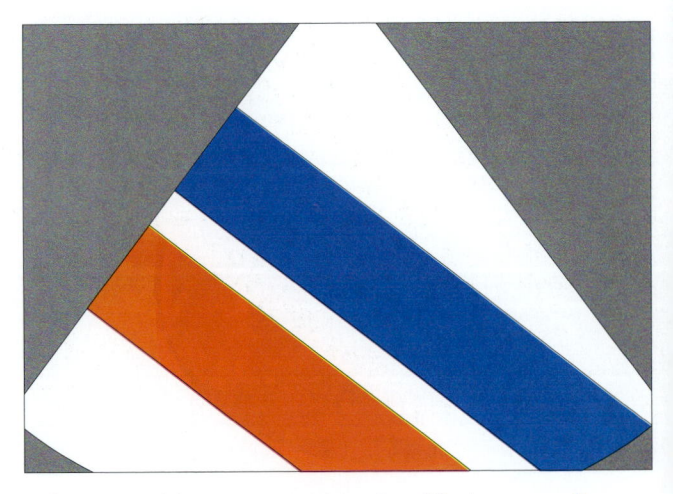

Os fluxos que se dirigem para o transdutor são codificados em vermelho; os fluxos que se afastam do transdutor são codificados em azul.

Doppler

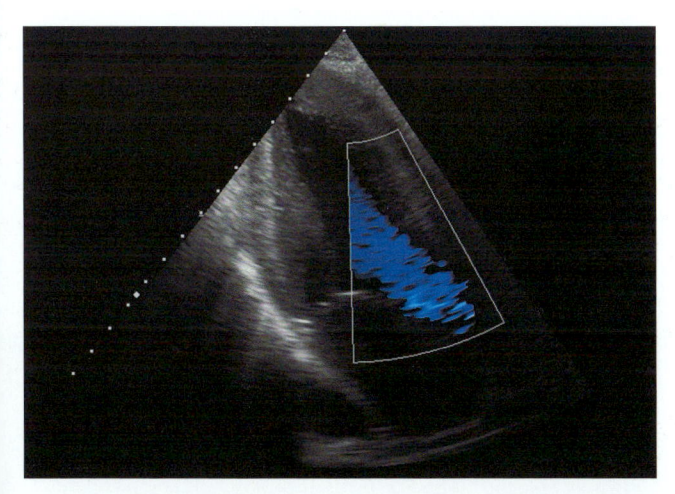

Em um segmento selecionado de imagem bidimensional, todos os fluxos são analisados e codificados em cores.

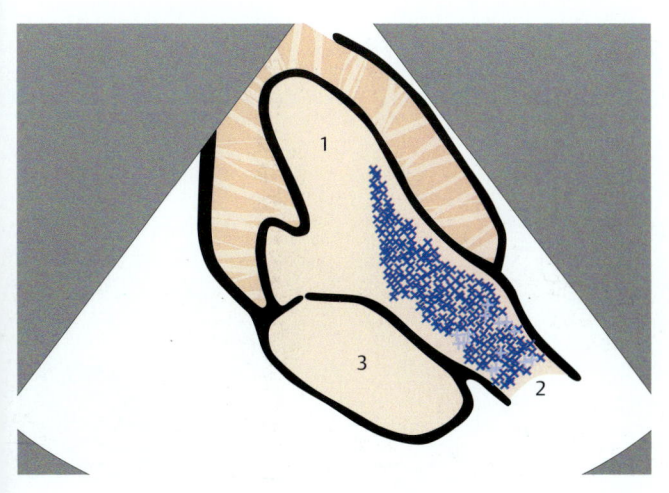

O Doppler colorido mostra, em tempo real, o fluxo no ventrículo esquerdo. O fluxo afasta-se do transdutor, sendo codificado em azul.

Aliasing

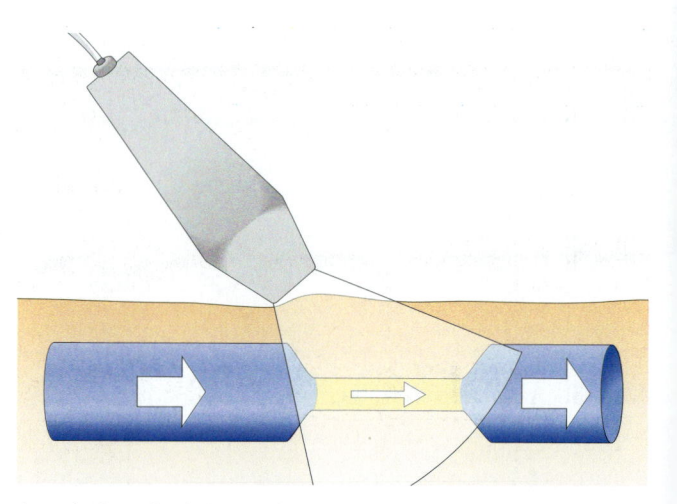

▶ Fluxos de altas velocidades (geralmente acima de 1 m/s) são codificados em amarelo/branco; a direção do fluxo não é diferenciada.

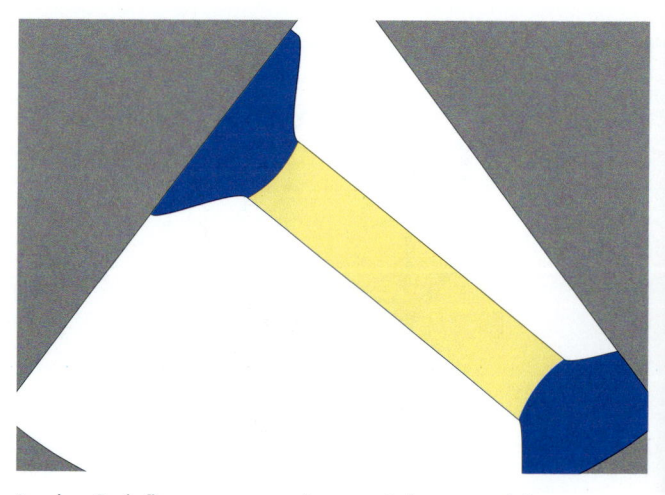

▶ A aceleração do fluxo, em um vaso, é representada em amarelo/branco.

Doppler

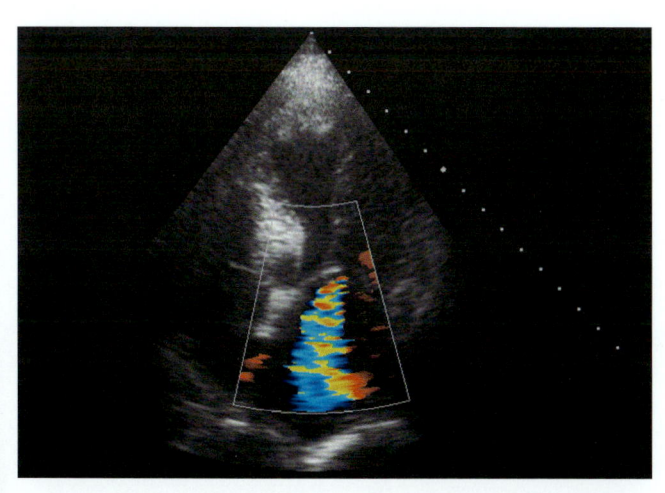

Por exemplo, uma insuficiência mitral na imagem apical de quatro câmaras: na sístole observa-se refluxo na valva insuficiente.

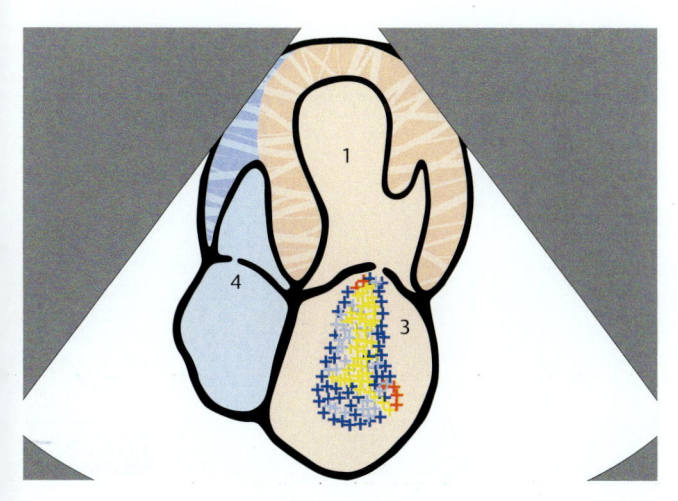

A diferença de pressão entre o ventrículo e o átrio esquerdos gera uma velocidade superior a 4 m/s, sendo codificada em amarelo/branco.

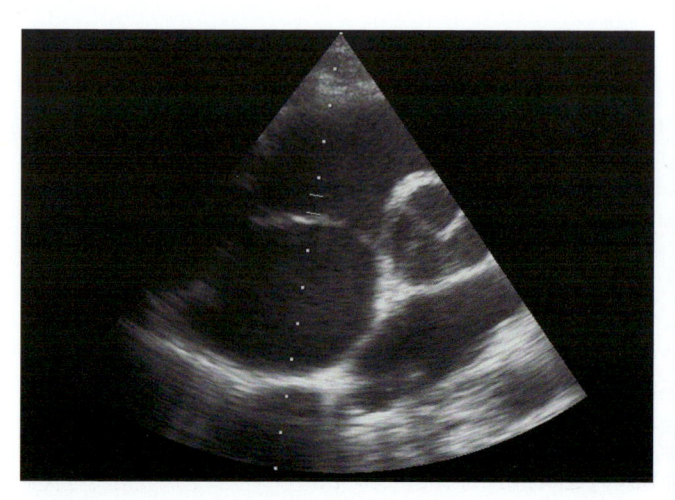

Valva tricúspide na janela paraesternal curta

Na janela paraesternal curta pode-se posicionar o Doppler pulsado sobre a valva tricúspide.

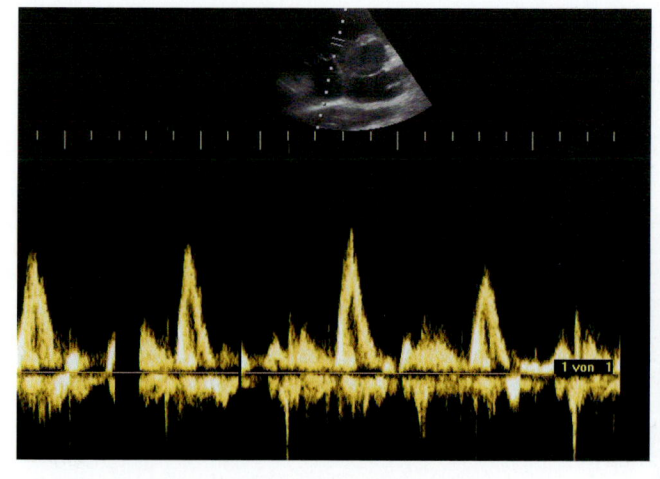

O Doppler espectral mostra padrão bifásico em forma de M.

Doppler

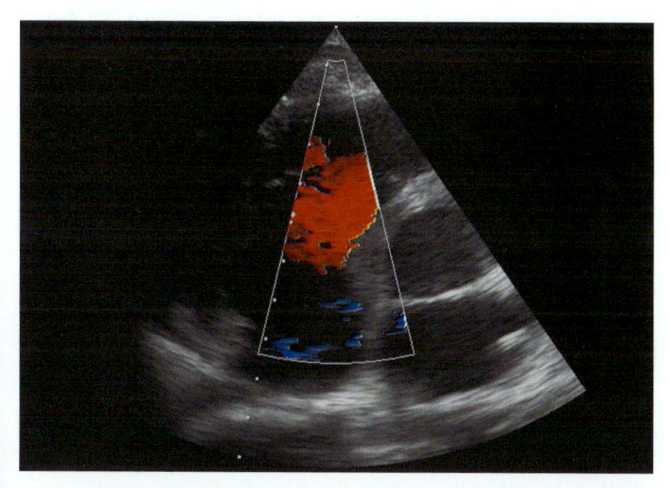

O fluxo na valva tricúspide aparece também no Doppler colorido (janela paraesternal curta).

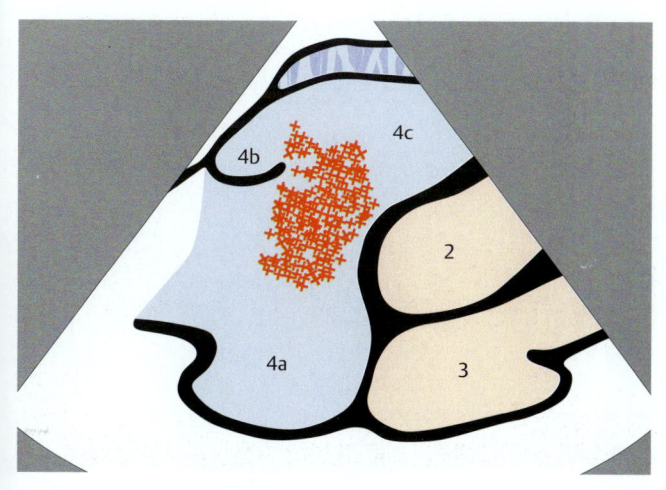

O fluxo no ventrículo direito que se dirige para o transdutor é codificado em vermelho.

Valva pulmonar na janela paraesternal curta

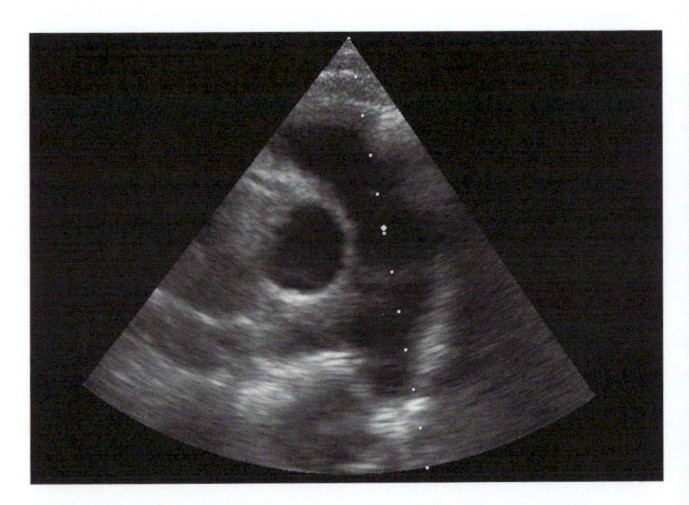

No eixo paraesternal pode-se posicionar o Doppler contínuo na artéria pulmonar.

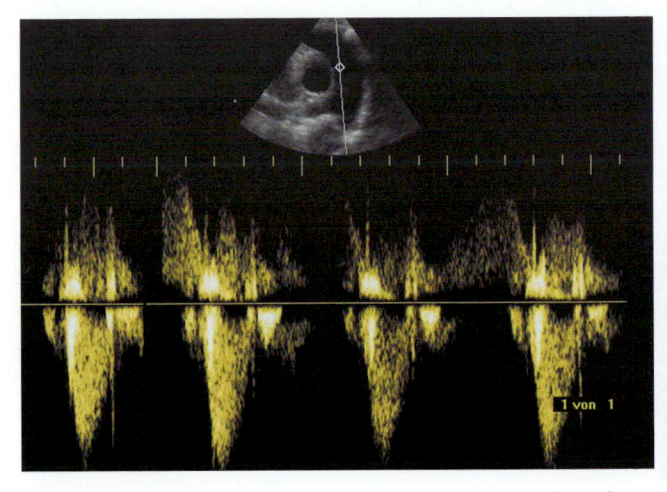

O fluxo, que se afasta do transdutor, apresenta-se em forma de V abaixo da linha de base.

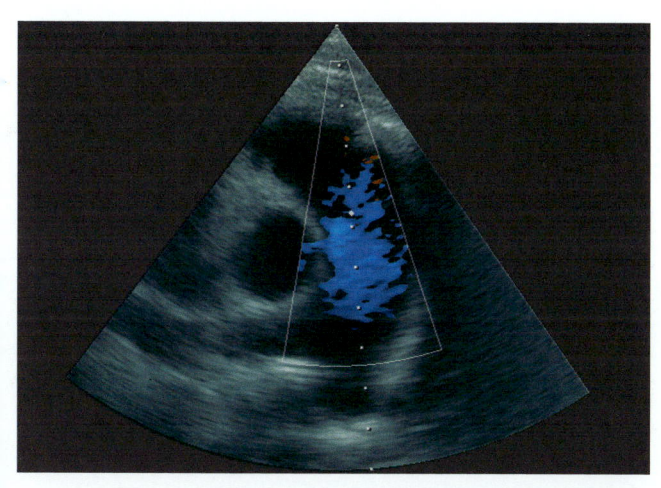

Doppler

O fluxo de saída pulmonar até a bifurcação das artérias pulmonares é, geralmente, bem-visualizado apenas em pacientes jovens.

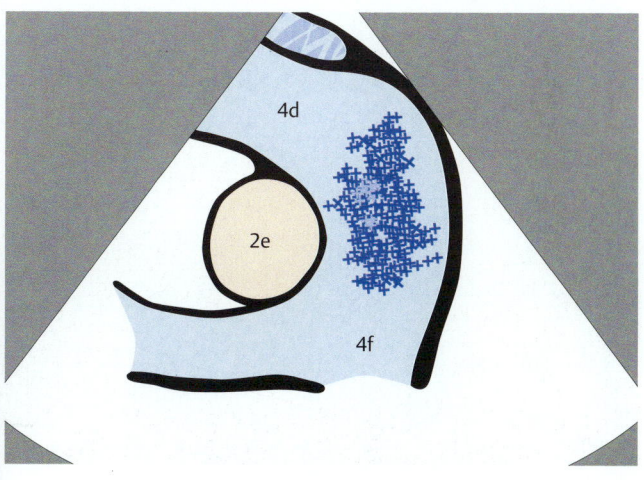

O fluxo que se afasta do transdutor é codificado em azul.

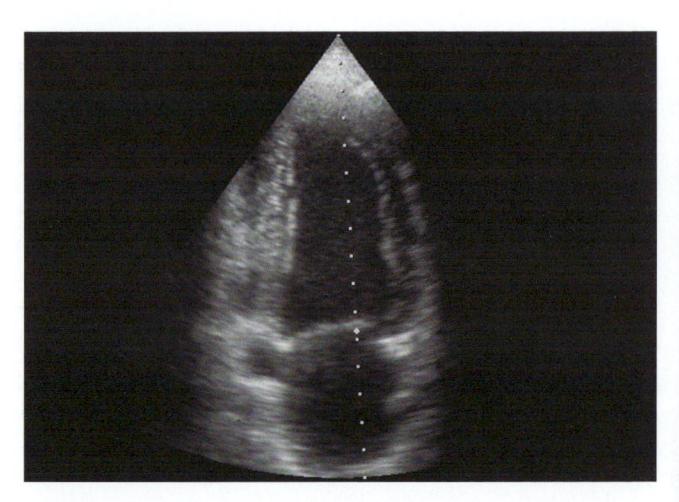

72 Valva mitral na imagem apical de duas câmaras

O volume de amostra do Doppler pulsado é posicionado na altura da valva mitral.

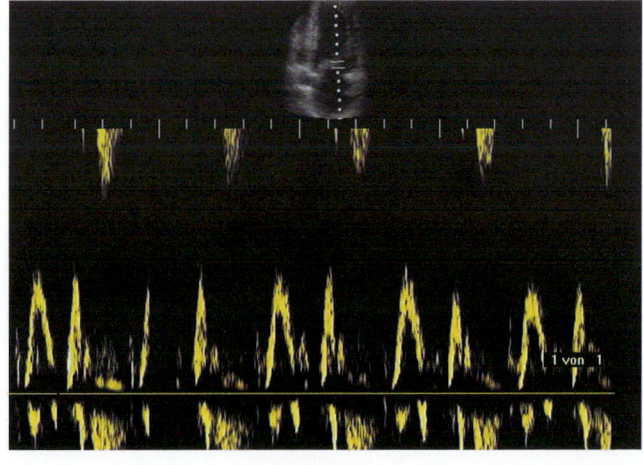

O Doppler espectral mostra um padrão típico em forma de M do fluxo mitral.

Doppler

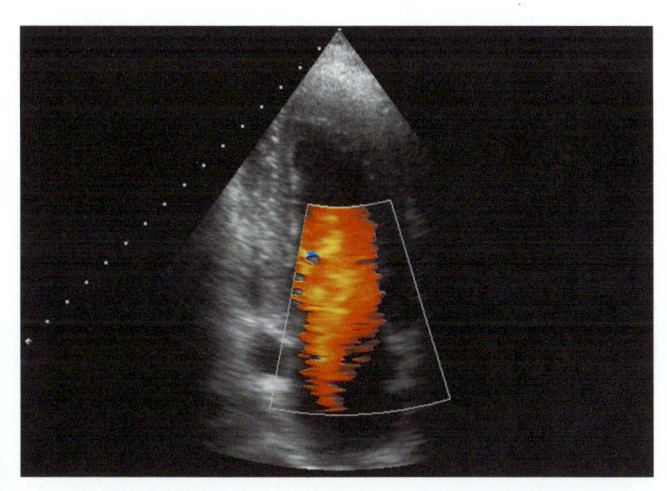

O Doppler colorido mostra fluxo mitral amplo no ventrículo esquerdo.

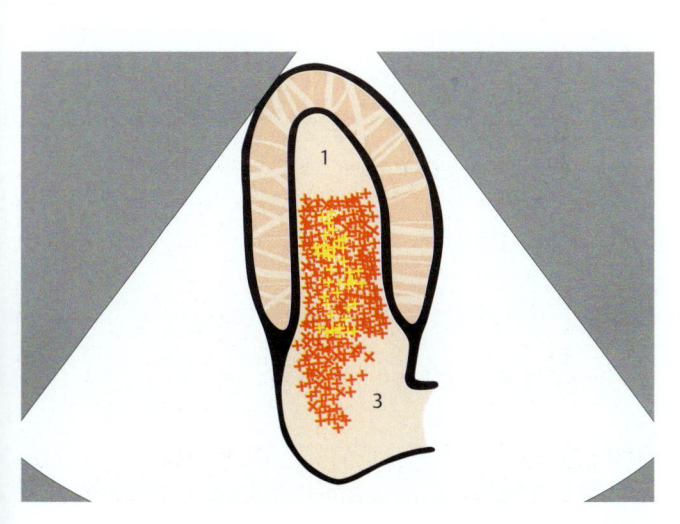

O fluxo que se dirige para o transdutor é codificado em vermelho.

Valva aórtica na imagem apical de três câmaras

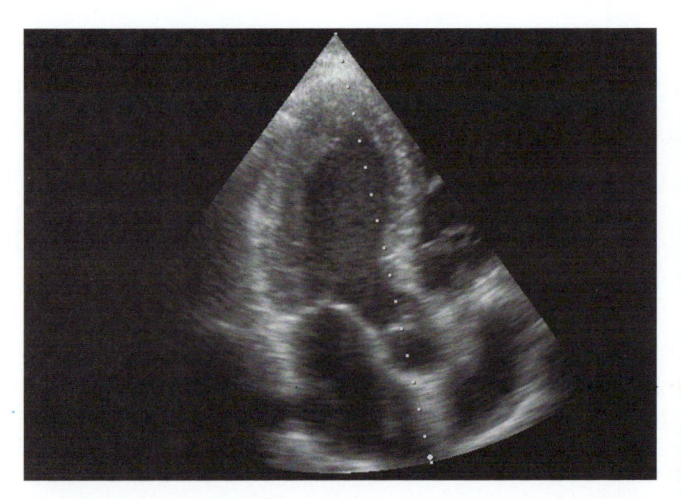

Na imagem apical de três câmaras, o Doppler contínuo é posicionado no fluxo de saída do ventrículo esquerdo.

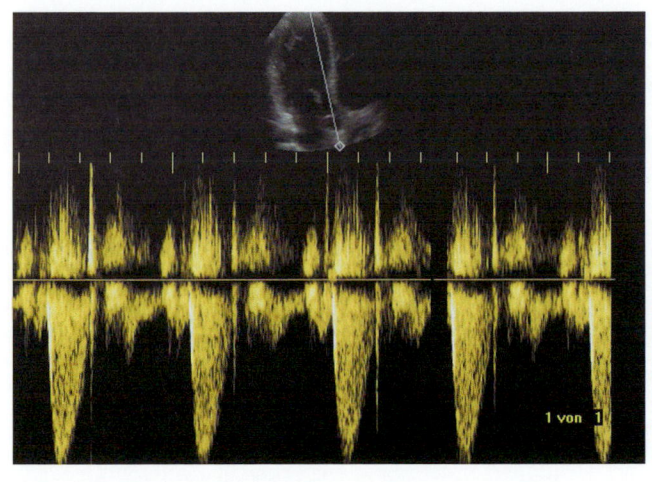

O fluxo que se afasta do transdutor apresenta padrão em forma de V, semelhante ao que passa pela valva pulmonar.

Doppler

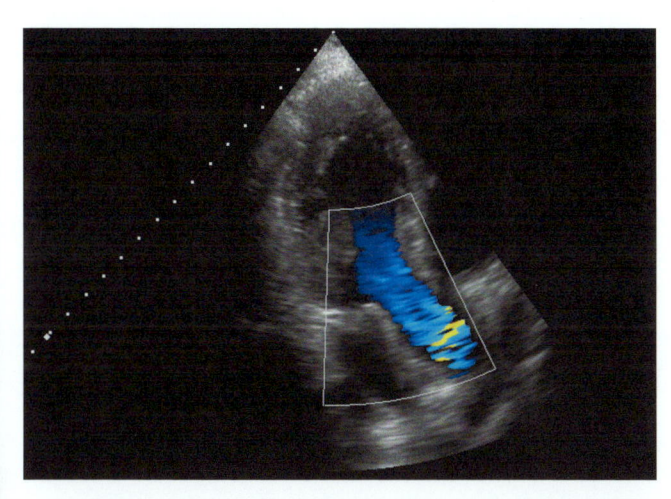

No Doppler colorido aparece o fluxo de saída do ventrículo esquerdo até a aorta ascendente.

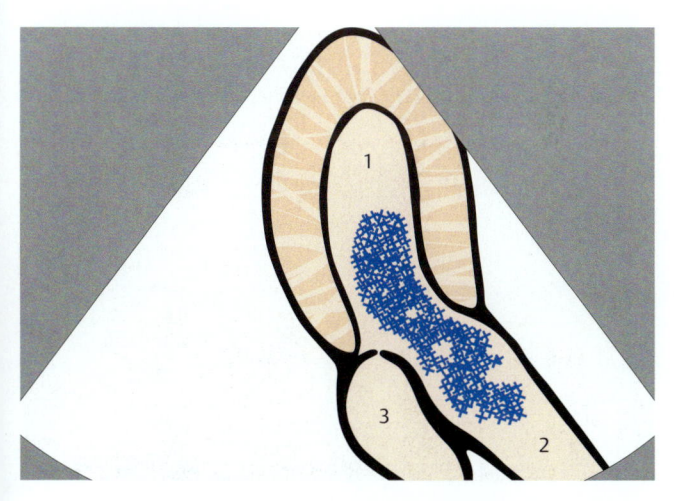

A aceleração circunscrita do fluxo, codificada em amarelo, não deve ser expressada como estenose aórtica relevante.

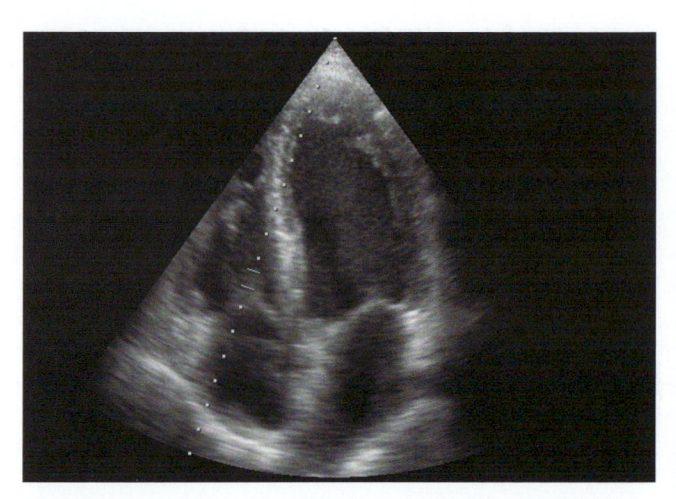

Valva tricúspide na imagem apical de quatro câmaras

▶ O fluxo através da valva tricúspide pode ser acessado também na imagem apical de quatro câmaras, quando não for bem-definido na janela paraesternal.

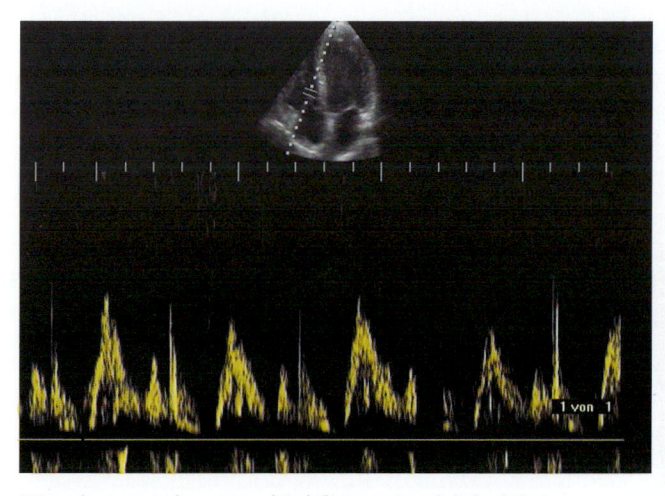

▶ O Doppler espectral mostra padrão bifásico, acima da linha de base.

Doppler

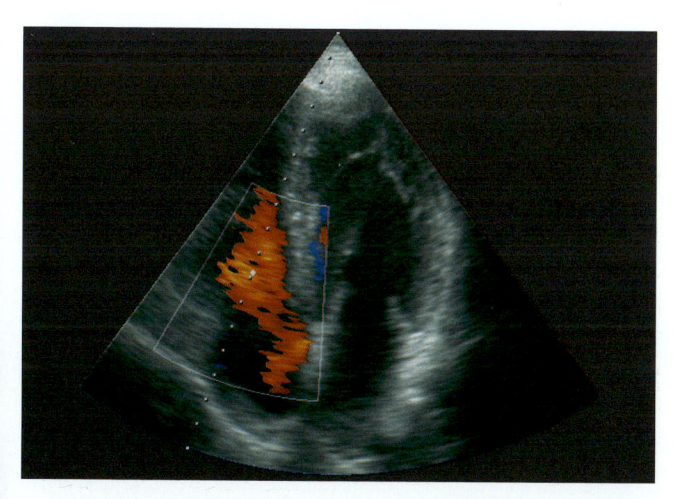

O fluxo cardíaco direito apresenta-se, ao Doppler colorido, menos intenso que o fluxo cardíaco esquerdo.

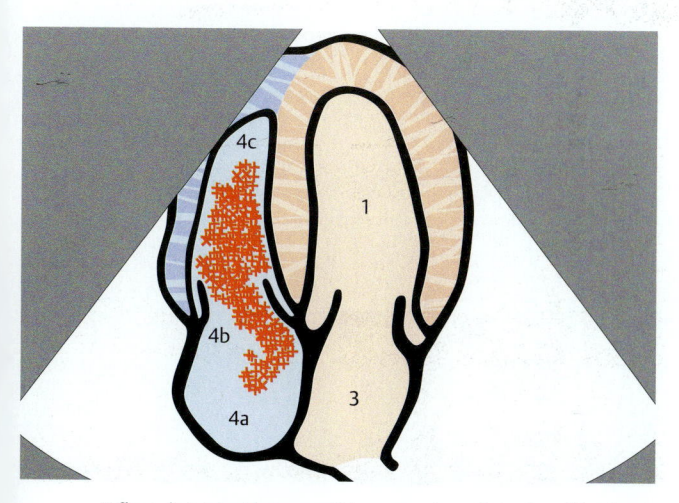

O fluxo da tricúspide que se dirige para o transdutor é codificado em vermelho.

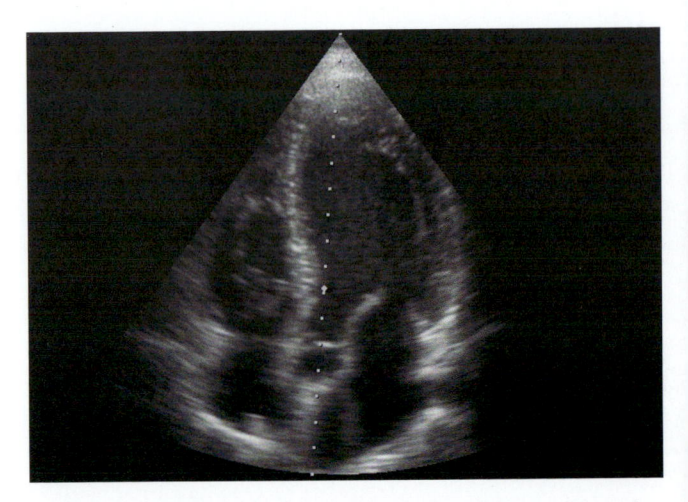

Valva aórtica na imagem apical de cinco câmaras

Assim como na imagem apical de três câmaras, o fluxo aórtico também pode ser acessado na imagem apical de cinco câmaras.

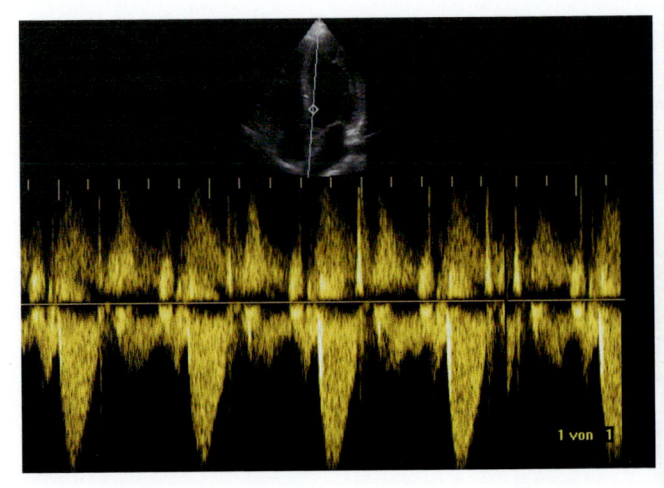

O padrão de onda em forma de V não se diferencia do Doppler espectral na imagem de três câmaras.

Doppler

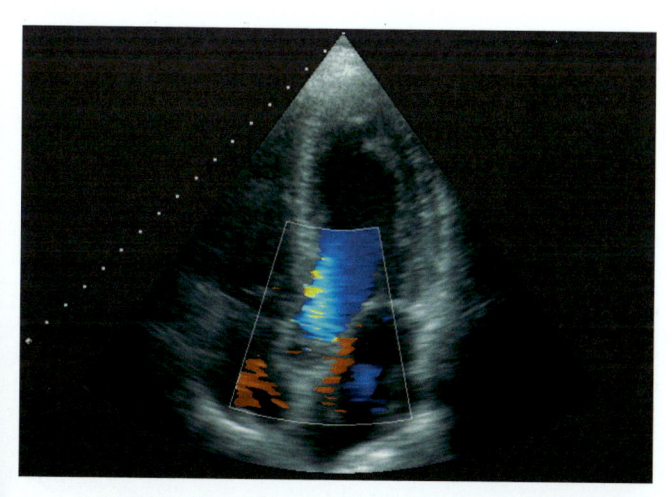

O Doppler colorido mostra fluxo codificado em azul na via de saída do ventrículo esquerdo.

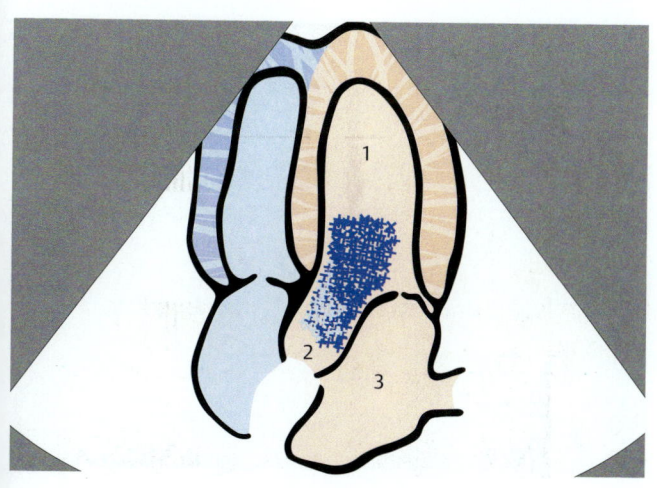

A aorta ascendente em geral não é visível na imagem de cinco câmaras, sendo mais adequada a imagem de três câmaras.

Aorta na janela supraesternal

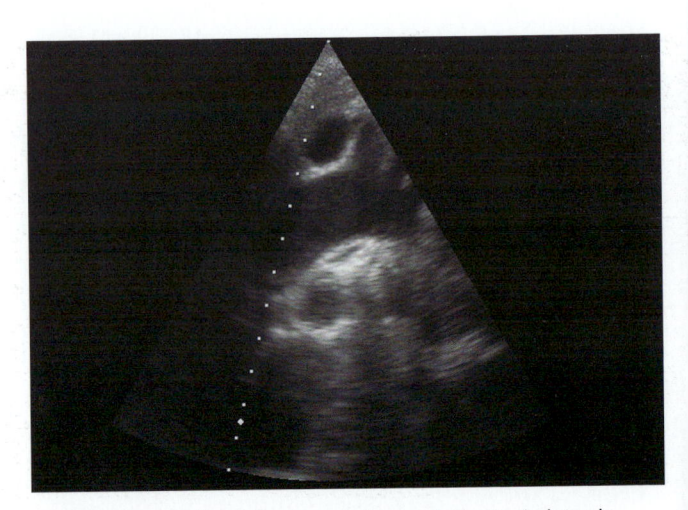

O Doppler contínuo é posicionado na aorta ascendente através da janela supra-esternal.

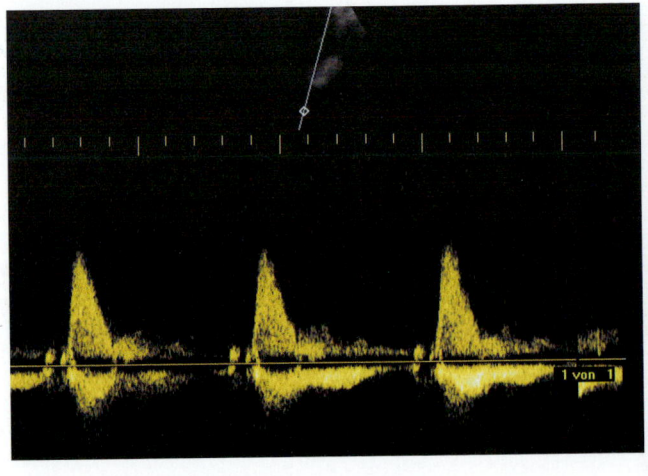

O fluxo que se dirige para o transdutor é representado acima da linha de base.

Doppler

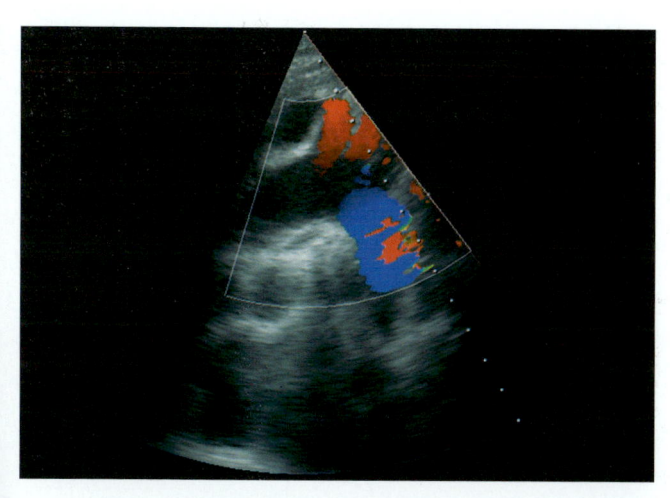

O Doppler colorido do arco da aorta pode ser utilizado para diferenciar estenose da artéria subclávia de estenose do istmo aórtico.

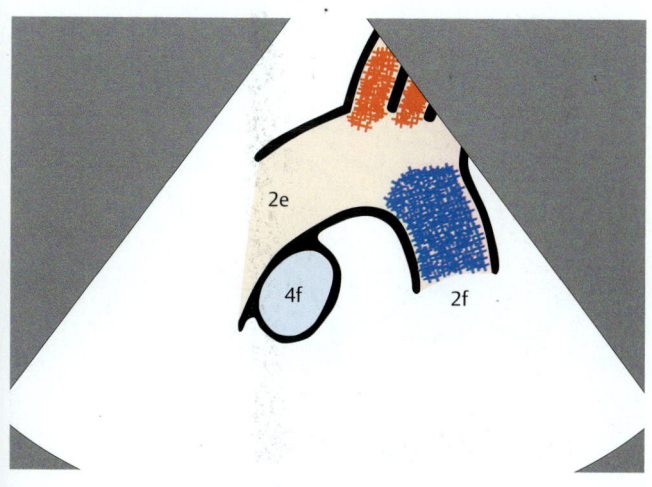

O fluxo que se afasta do transdutor na aorta descendente é codificado em azul, e os ramos supra-aórticos aparecem com fluxo vermelho.

Átrios na janela subcostal

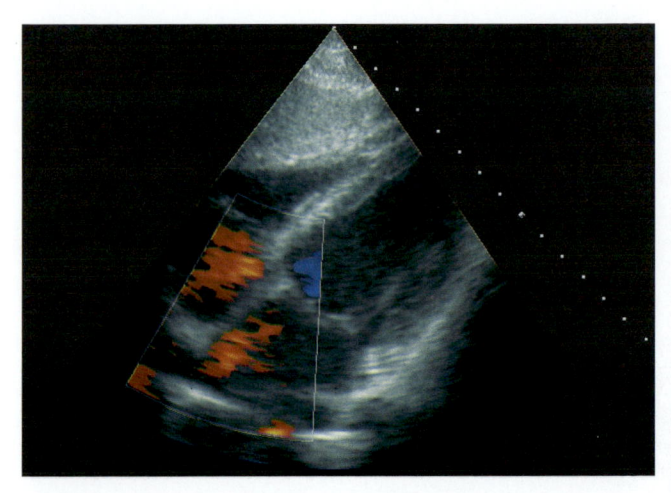

No Doppler colorido o padrão de fluxo dos átrios é melhor representado na janela subcostal do que na janela apical de quatro câmaras.

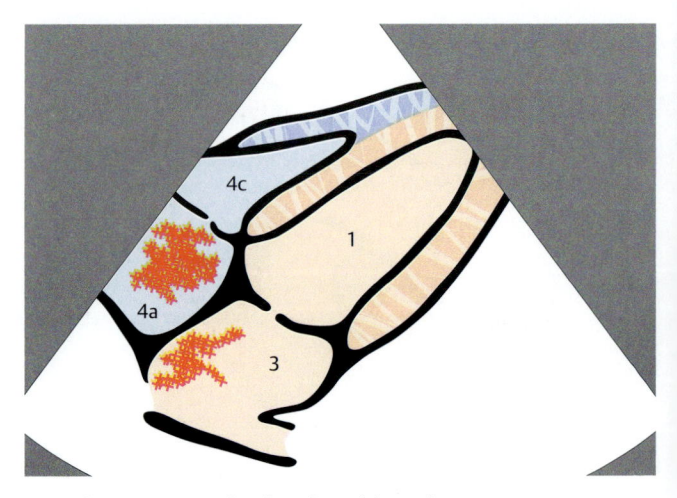

Neste plano, o septo atrial pode ser bem-delimitado.

Doppler — **Valva mitral na janela subcostal** — 83

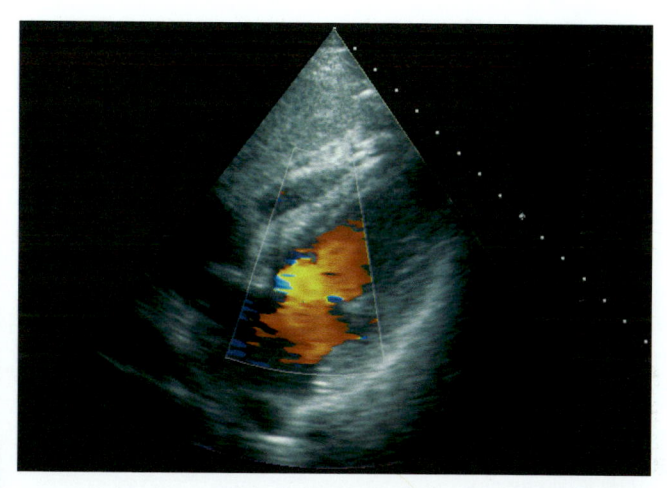

O fluxo transmitral aparece codificado em vermelho.

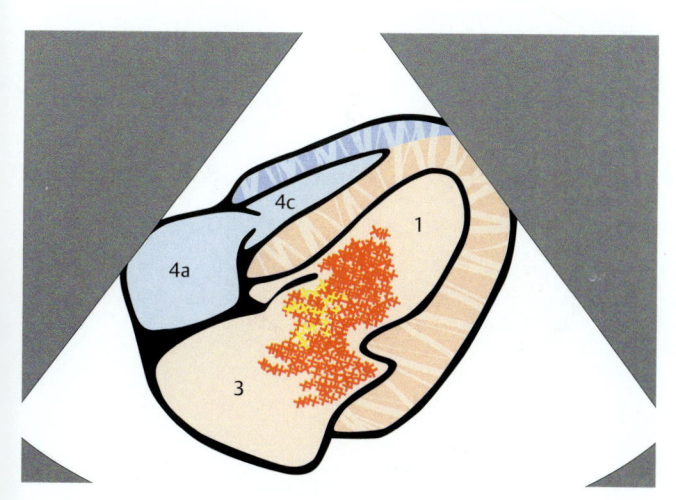

Acelerações circunscritas do fluxo, codificadas em amarelo, podem aparecer em valvas mitrais normais.

3 Imagens de patologias

86 Defeitos valvares

- 86 Estenose aórtica
- 96 Estenose mitral
- 104 Insuficiência aórtica
- 114 Insuficiência mitral
- 122 Prolapso de valva mitral
- 130 Insuficiência tricúspide
- 136 Insuficiência pulmonar

140 Doenças cardíacas coronarianas

- 140 Infarto da parede anterior
- 146 Infarto da parede lateral
- 148 Infarto da parede posterior
- 152 Cardiomiopatia isquêmica

158 Cardiomiopatias

- 158 Cardiomiopatia dilatada
- 164 Cardiomiopatia hipertrófica obstrutiva
- 168 Cardiomiopatia hipertrófica não-obstrutiva

172 Próteses valvares

- 172 Bioprótese aórtica
- 176 Prótese aórtica sintética
- 180 Prótese mitral sintética
- 184 Prótese mitral em anel

188 Cardites

- 188 Endocardite de valva mitral
- 192 Endocardite de valva aórtica
- 196 Derrame e tamponamento pericárdico

202 Defeitos septais

- 202 Defeito do septo atrial
- 204 Defeito do septo ventricular
- 210 Aneurisma do septo atrial

212 Sobrecargas de pressão

- 212 Doença cardíaca hipertensiva
- 216 *Cor pulmonale*

220 Alterações de volume

- 220 Marcapasso no átrio direito
- 222 Mixoma atrial esquerdo
- 224 Marcapasso no ventrículo direito
- 226 Aneurisma ventricular com trombo
- 228 Tumor ventricular
- 230 Cisto ventricular
- 232 Dissecção da aorta

Estenose aórtica

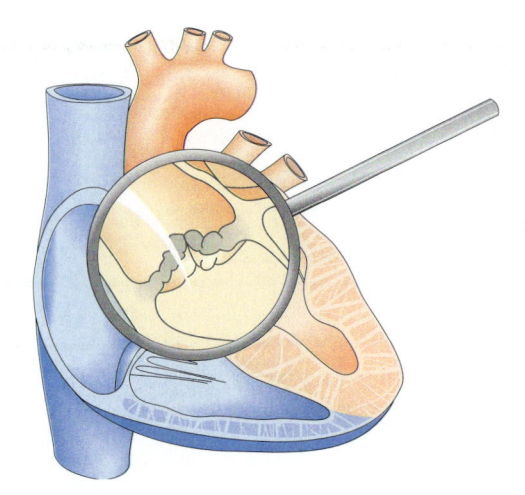

Cúspide calcificada na estenose aórtica.

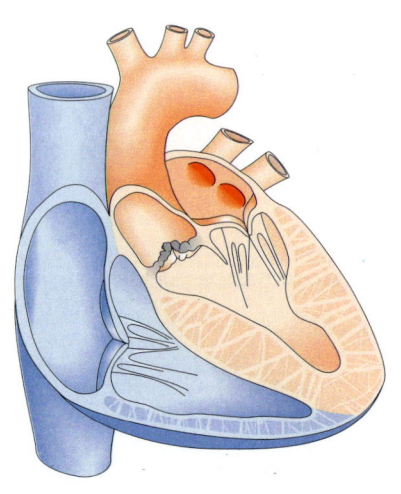

A sobrecarga de pressão leva a uma hipertrofia ventricular concêntrica.

Defeitos valvares

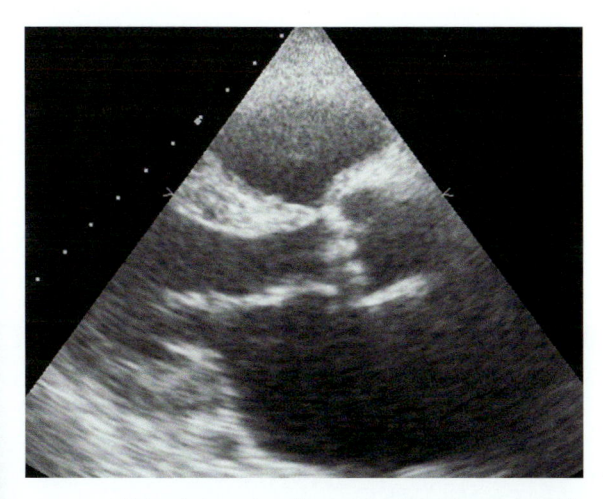

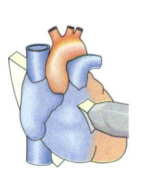

Na janela paraesternal curta, visualiza-se bem o reduzido movimento de abertura,

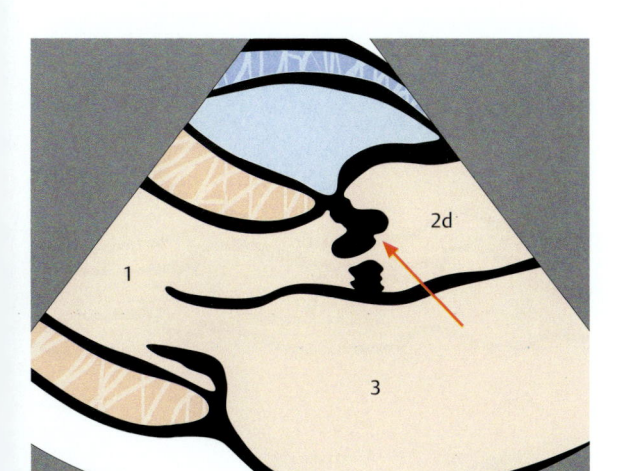

...mas não se pode inferir o grau de estenose pelo afastamento das cúspides.

Estenose aórtica: modo M

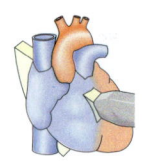

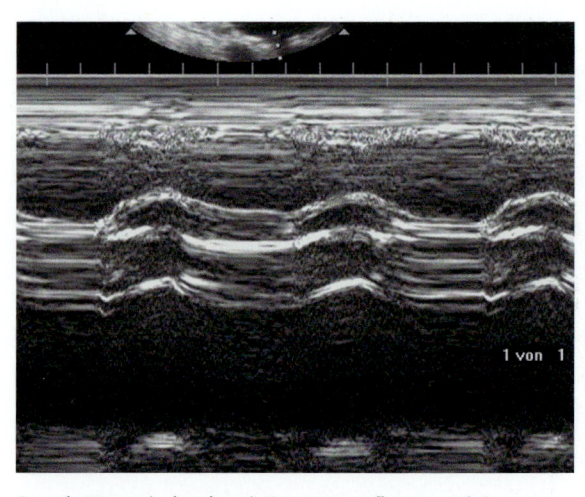

O modo M através da valva aórtica mostra reflexos ecogênicos, em forma de banda, do aparelho valvar calcificado, com reduzido movimento de abertura.

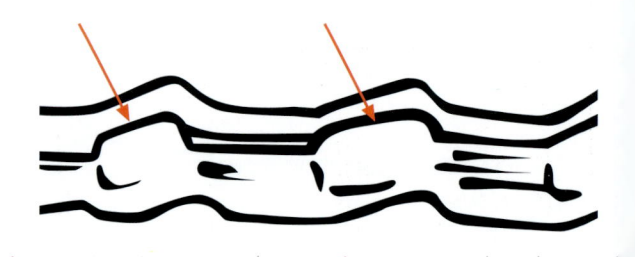

O afastamento é representado de modo limitado e não informa a gravidade da estenose aórtica.

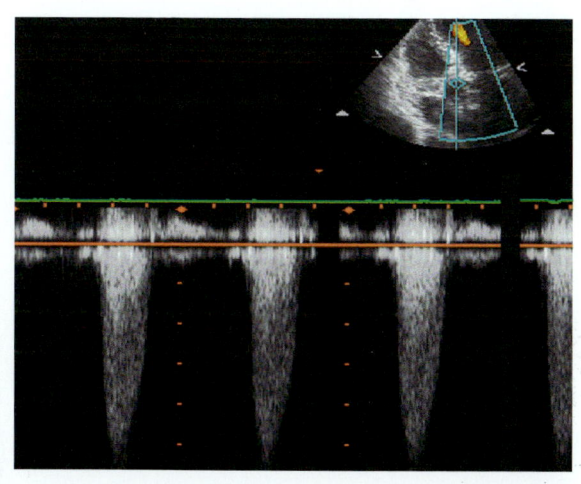

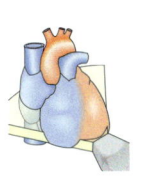

Defeitos valvares   **Estenose aórtica: Doppler**   89

O fluxo acelerado através da valva aórtica mostra no Doppler contínuo um padrão de onda em forma de V, com velocidade elevada.

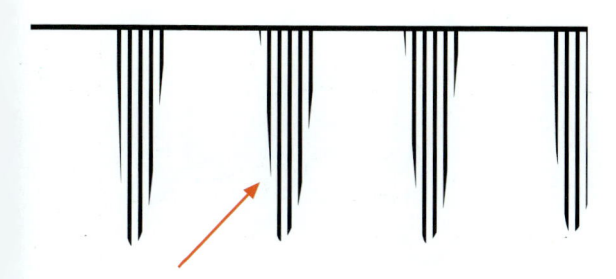

As velocidades medidas são utilizadas para quantificação, especialmente em consideração ao volume sistólico.

Estenose aórtica: Doppler colorido

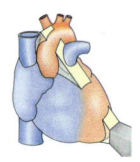

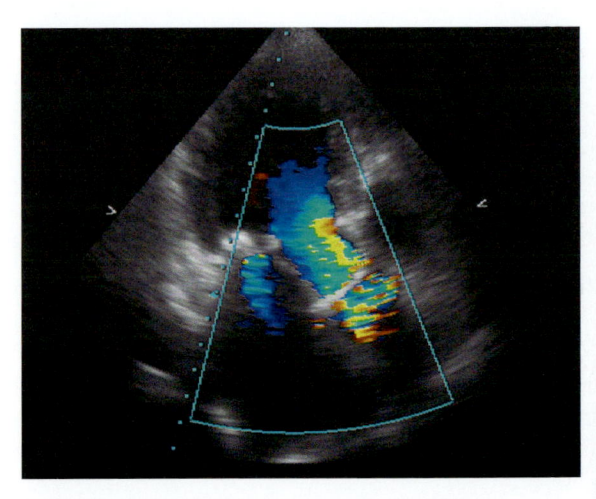

A valva aórtica estenosada leva a uma aceleração do fluxo...

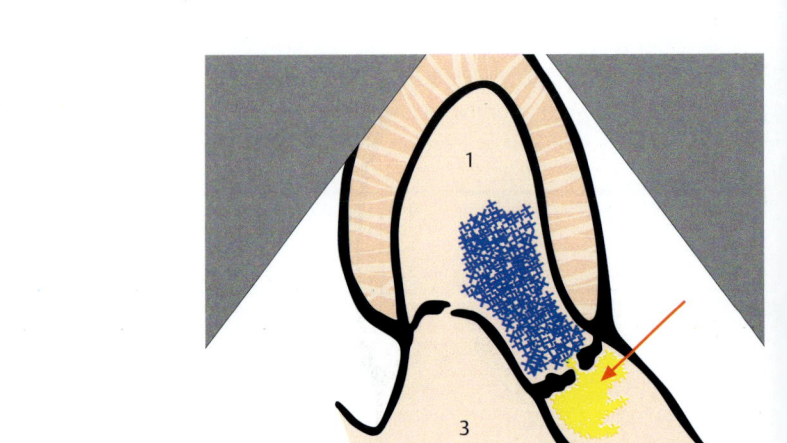

...com a alteração correspondente da cor sobre a valva.

Defeitos valvares

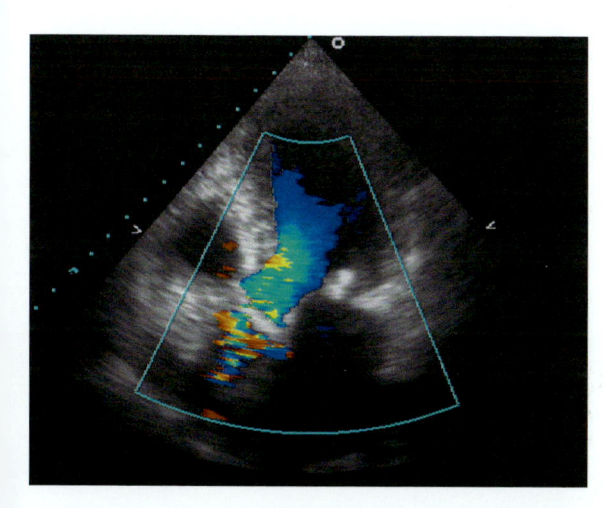

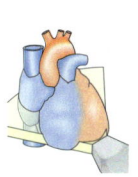

O fluxo acelerado sobre a valva aórtica...

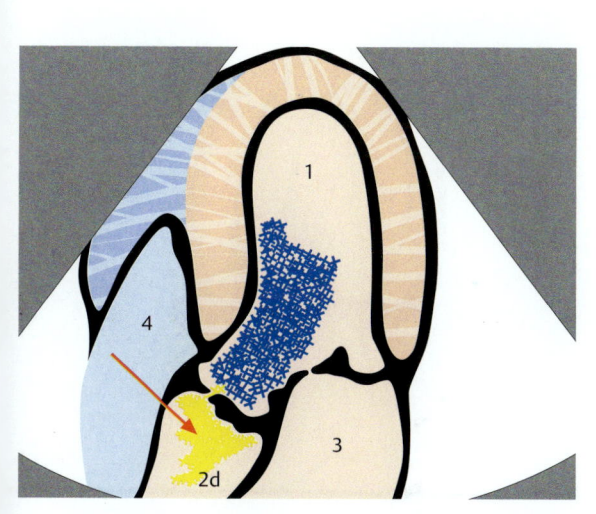

...também pode ser bem-representado na imagem apical de cinco câmaras.

92 Estenose aórtica moderada

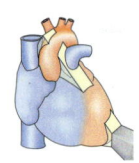

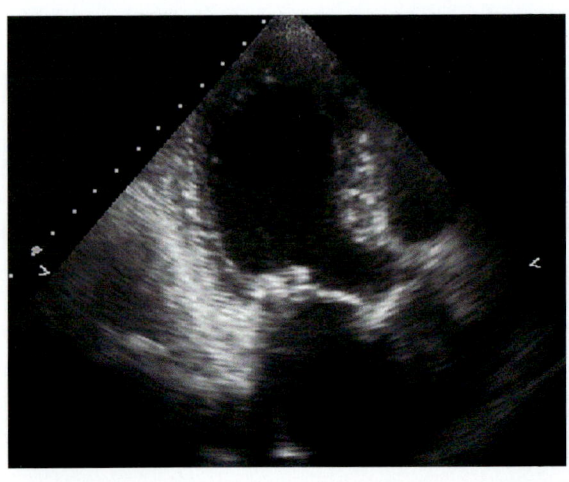

Valva com calcificação moderada em estenose aórtica de grau médio.

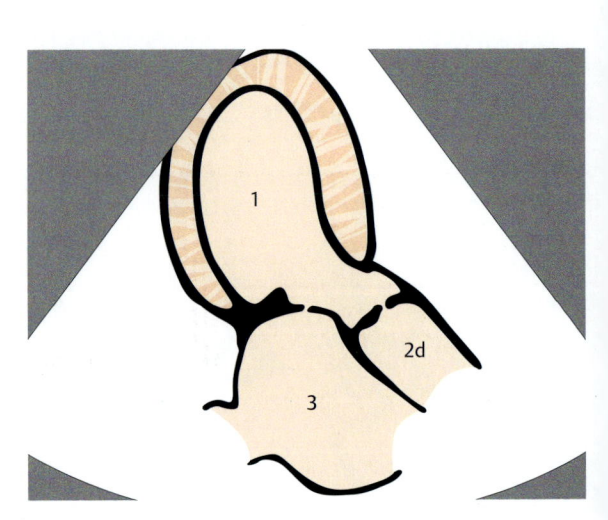

Devido à elevação moderada do gradiente de pressão, o ventrículo esquerdo não está hipertrofiado.

Defeitos valvares

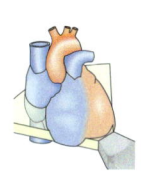

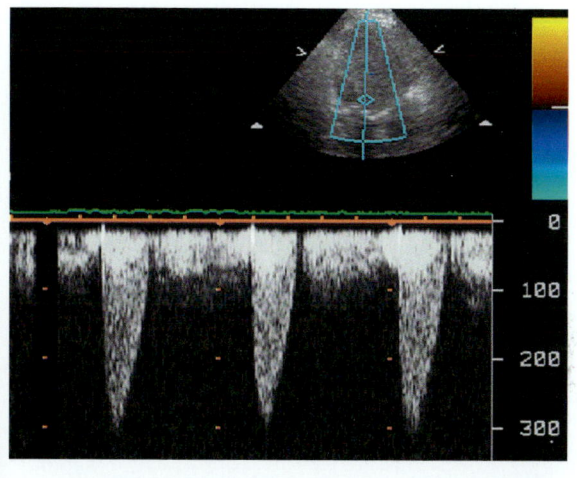

O Doppler contínuo mostra uma aceleração de fluxo moderada de cerca de 3 m/s.

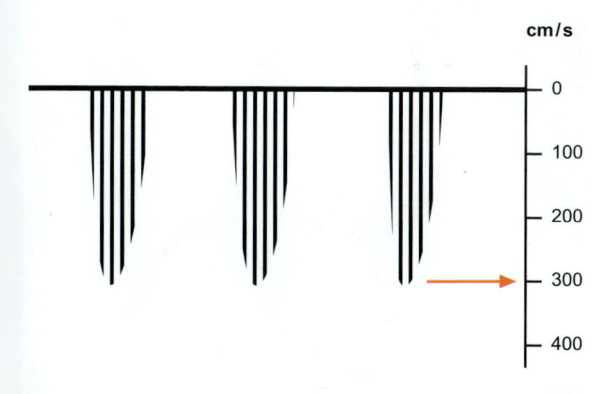

Após conversão (medida por computador) obtém-se um gradiente máximo de 36 mm de Hg.

Estenose aórtica severa

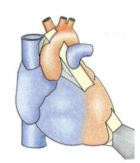

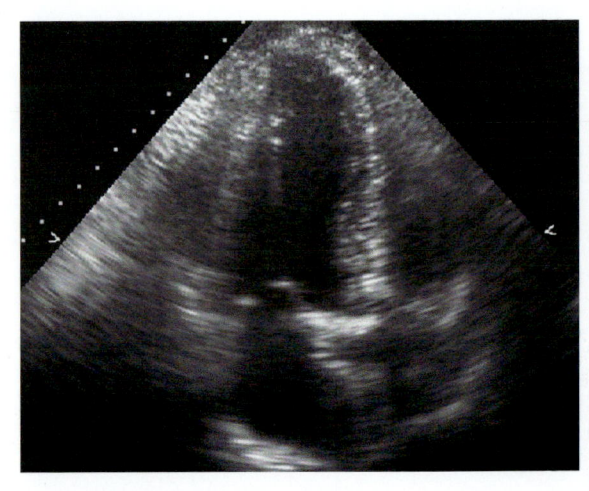

Há marcada calcificação da valva aórtica.

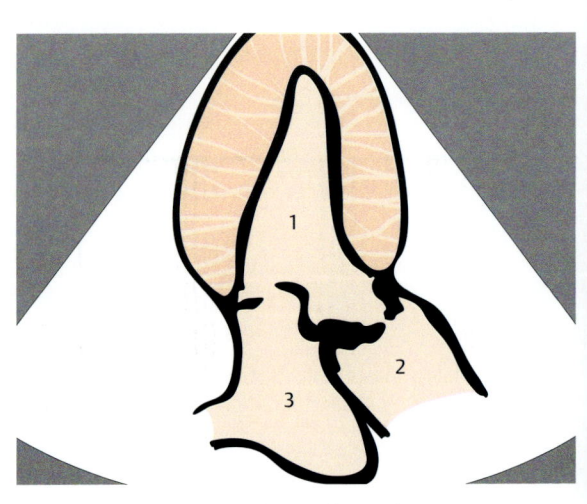

O ventrículo esquerdo mostra hipertrofia concêntrica.

Defeitos valvares

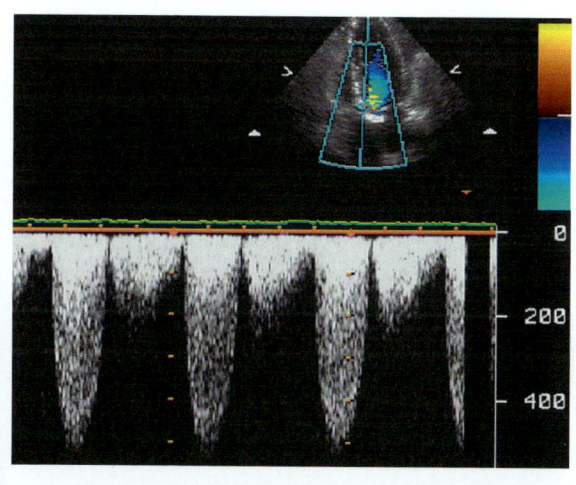

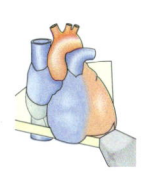

No Doppler contínuo é possível identificar uma aceleração de fluxo de 5 m/s. Isso representa um gradiente máximo de 100 mm de Hg.

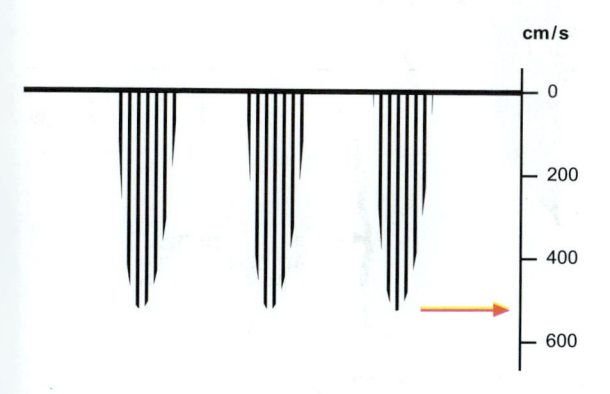

Para a interpretação adequada do fluxo transaórtico através do Doppler contínuo, são necessários tempo e paciência.

Estenose mitral

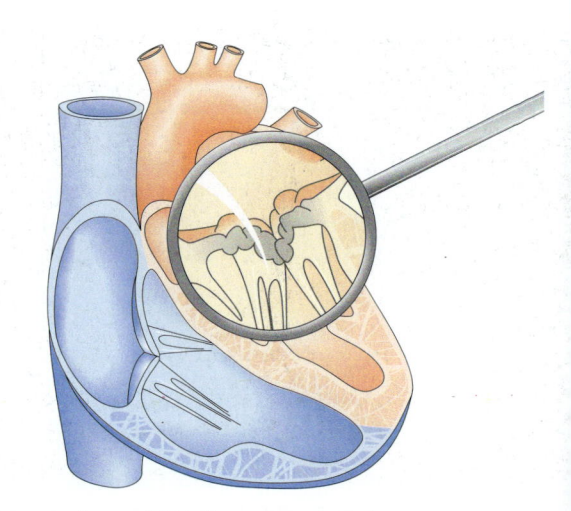

Valva mitral com calcificação na estenose mitral.

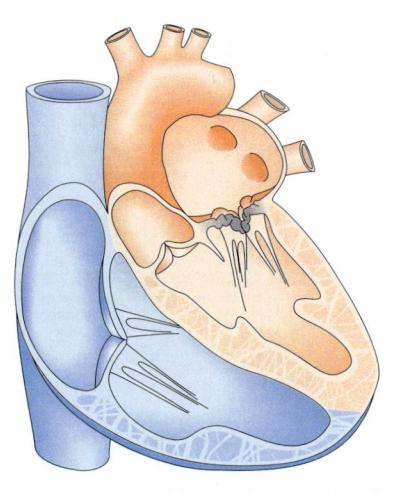

Devido à sobrecarga de pressão, ocorre uma dilatação do átrio esquerdo, bem como do coração direito.

Defeitos valvares

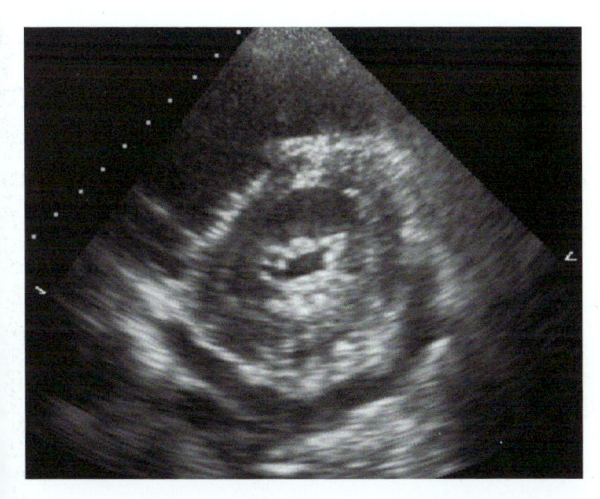

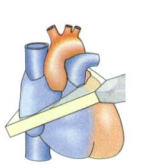

No eixo paraesternal curto é possível acessar diretamente a área de abertura que ainda resta...

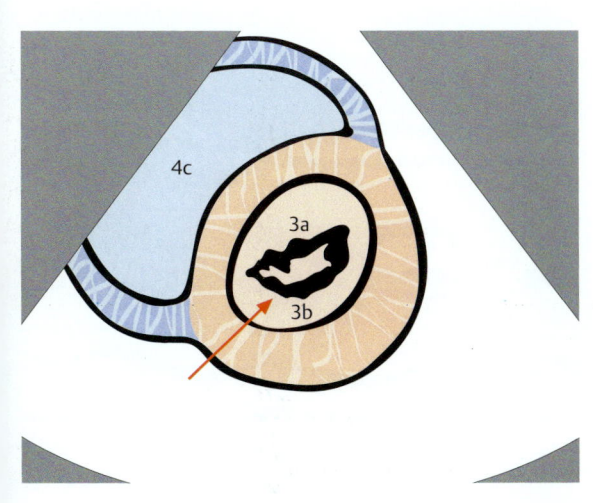

...e realizar planimetria com auxílio de computador. Com boa visualização, este valor pode ser utilizado para quantificação.

Estenose mitral: modo M

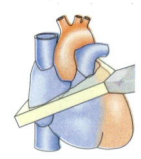

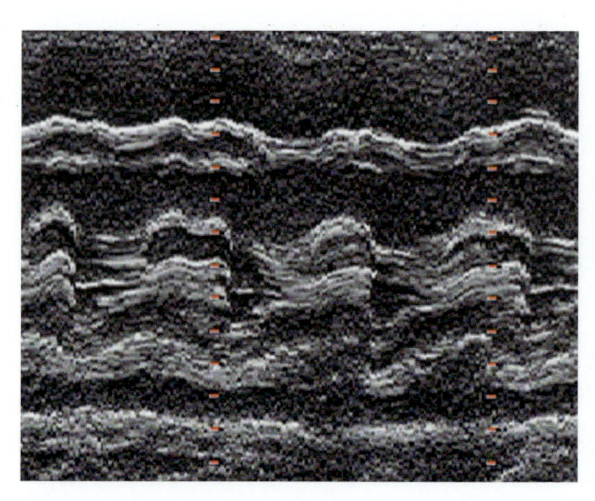

O modo M através da valva mitral mostra o reduzido movimento de abertura de ambas as cúspides.

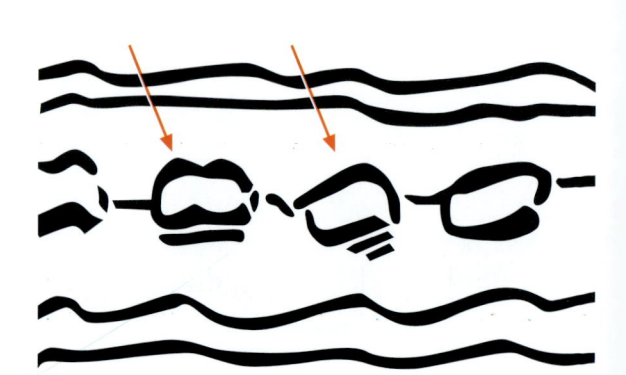

O movimento de abertura reduzido não é parâmetro válido para estimar a gravidade.

Defeitos valvares — **Estenose mitral: Doppler**

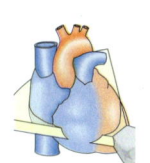

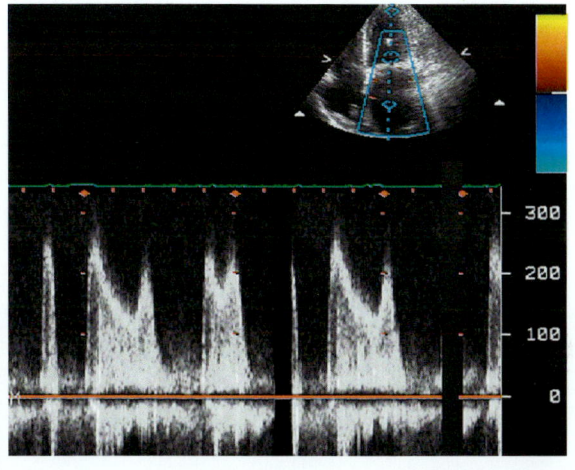

No Doppler contínuo aparecem a velocidade transmitral elevada e a reduzida queda da corrente do fluxo transmitral.

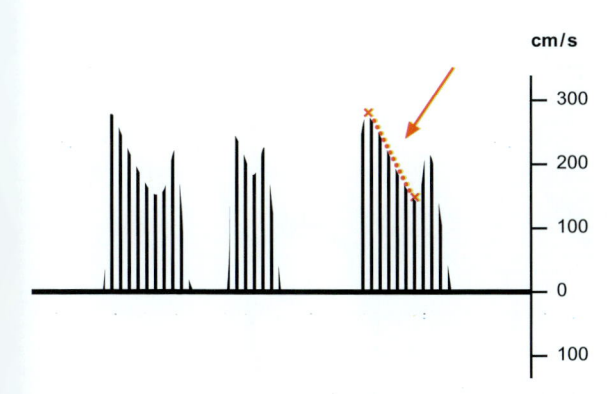

A medida computadorizada do gradiente de pressão diastólica é utilizada para quantificação (denominada tempo médio de pressão).

Estenose mitral de grau leve

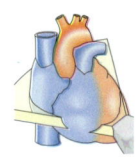

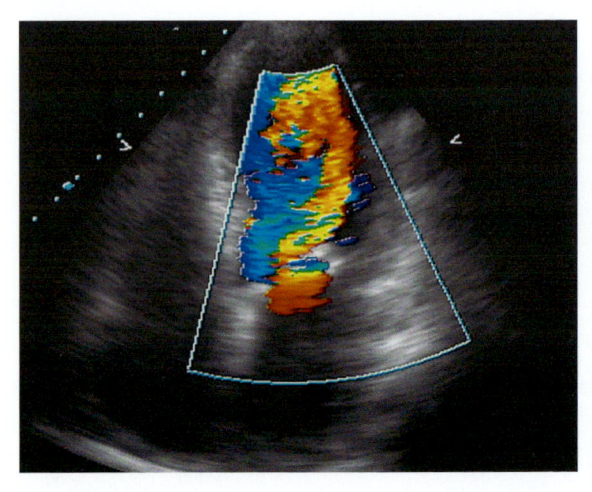

Há calcificação moderada das cúspides valvares e dilatação do átrio.

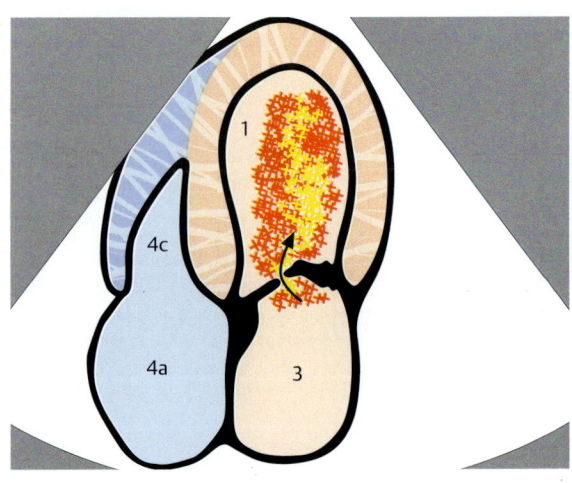

A baixa aceleração do fluxo transmitral causa uma alteração circunscrita da cor.

Defeitos valvares

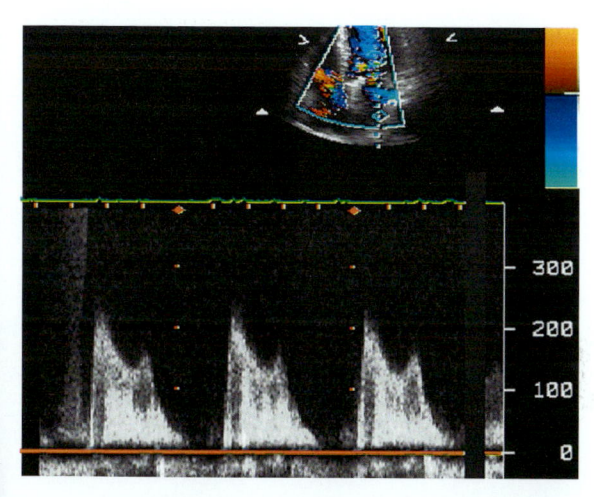

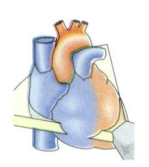

No Doppler contínuo aparece uma queda abrupta do fluxo transmitral.

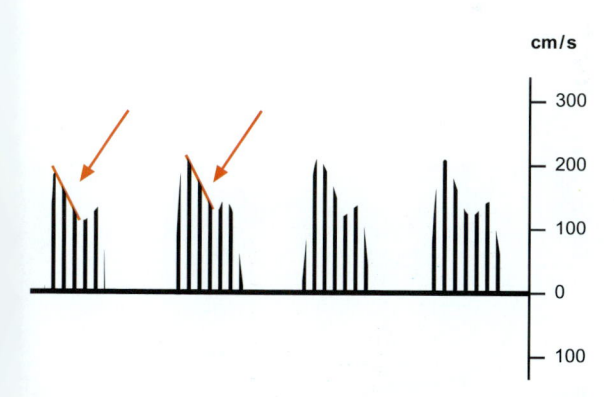

A quantificação computadorizada mostra uma área de abertura funcional menor que 2 cm^2.

Estenose mitral de alto grau

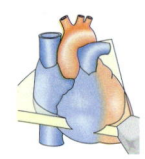

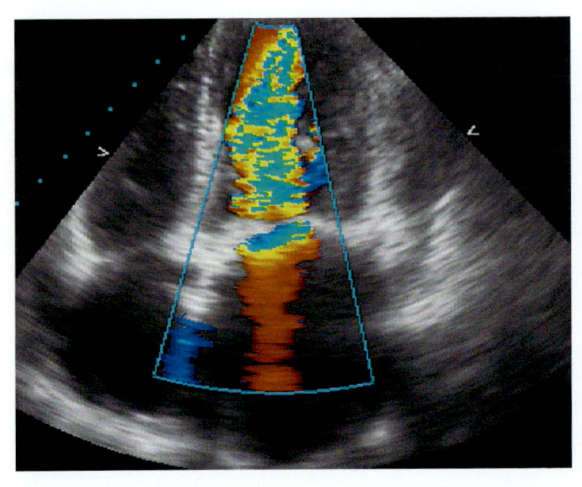

Observa-se marcada calcificação da valva mitral e átrio esquerdo consideravelmente dilatado.

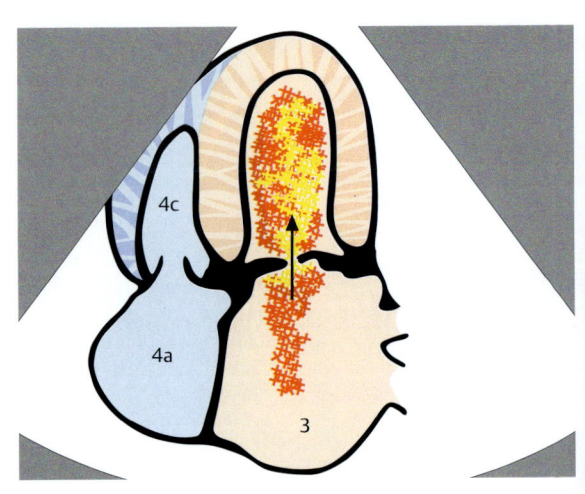

O fluxo acelerado através da valva estenosada assemelha-se à chama de uma vela.

Defeitos valvares

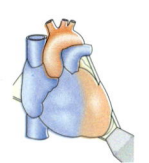

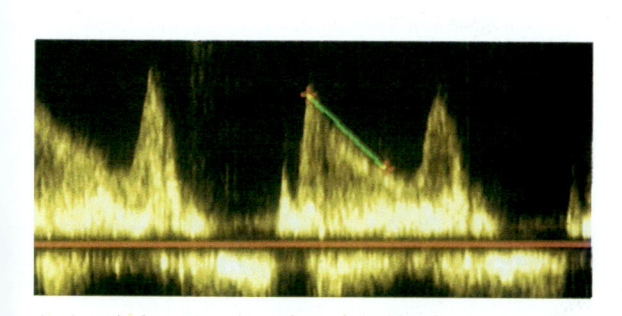

O Doppler contínuo demonstra uma queda lenta da velocidade do fluxo transmitral.

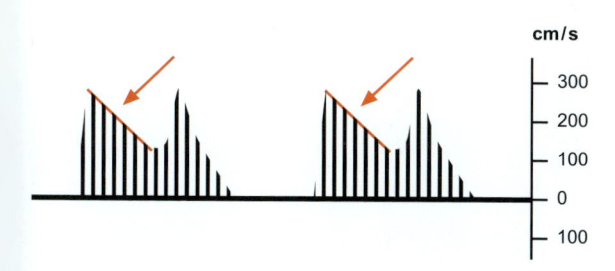

A determinação da queda da velocidade infere uma área de abertura de 1,0 cm².

Insuficiência aórtica

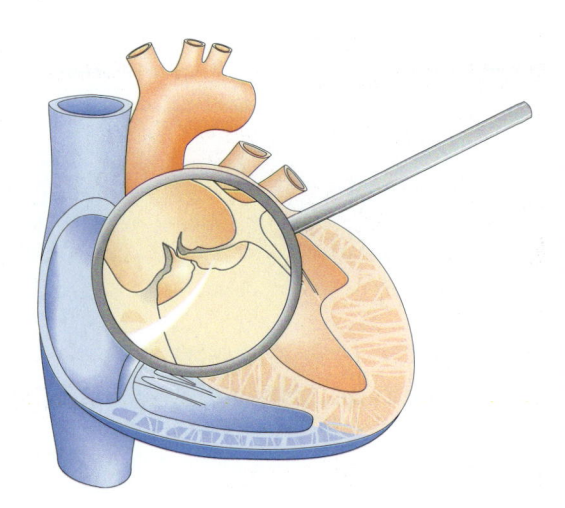

Alterações degenerativas da valva aórtica na insuficiência aórtica.

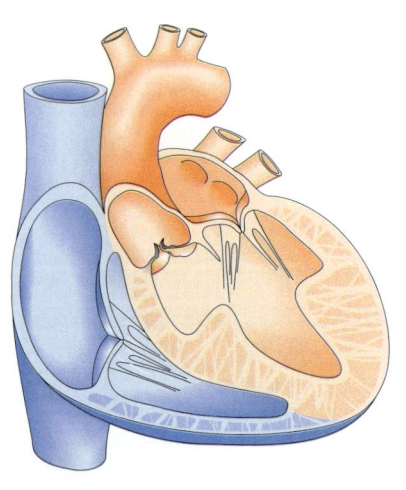

A sobrecarga de volume resulta em uma hipertrofia excêntrica do ventrículo esquerdo.

Defeitos valvares

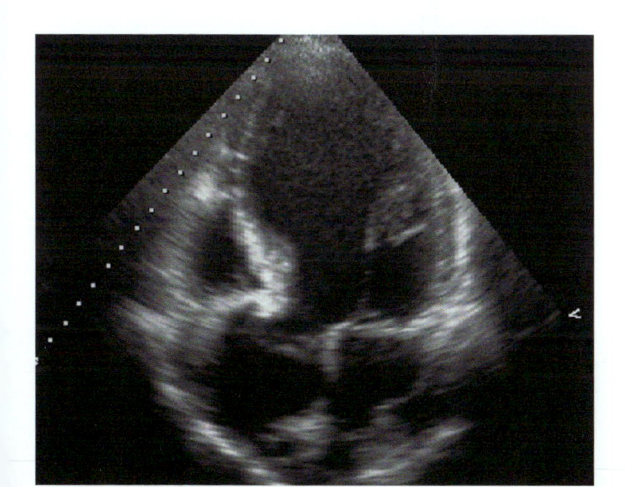

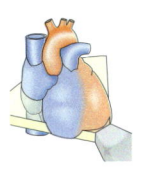

As cúspides valvares podem apresentar apenas alterações degenerativas leves,

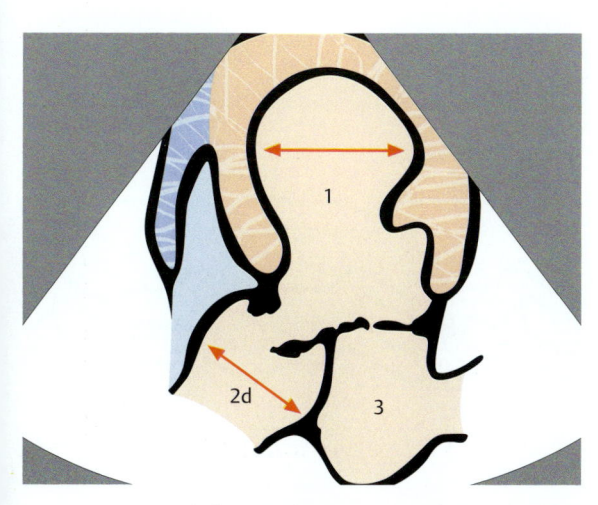

... enquanto o ventrículo esquerdo e a aorta ascendente apresentam elevado grau de dilatação na insuficiência aórtica.

Insuficiência aórtica: modo M

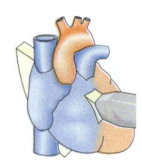

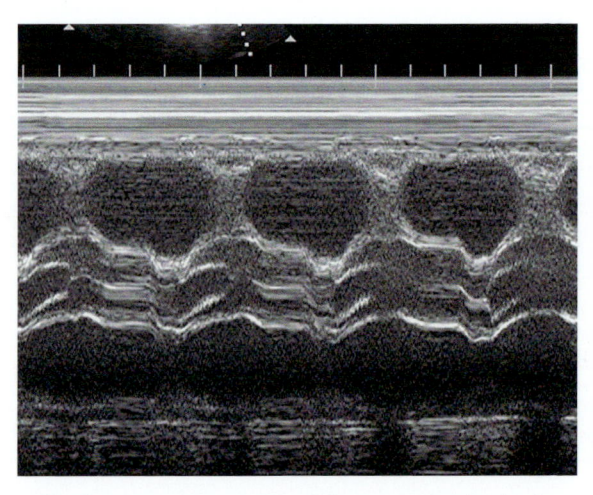

Freqüentemente ocorrem apenas calcificações moderadas da valva aórtica com movimento de abertura normal no modo M.

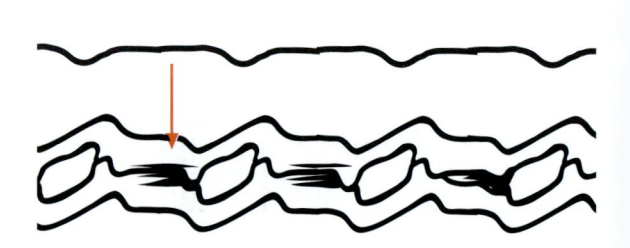

O refluxo da valva aórtica, que ocorre na diástole, pode não ser evidenciado no modo M.

Defeitos valvares

Insuficiência aórtica: Doppler 107

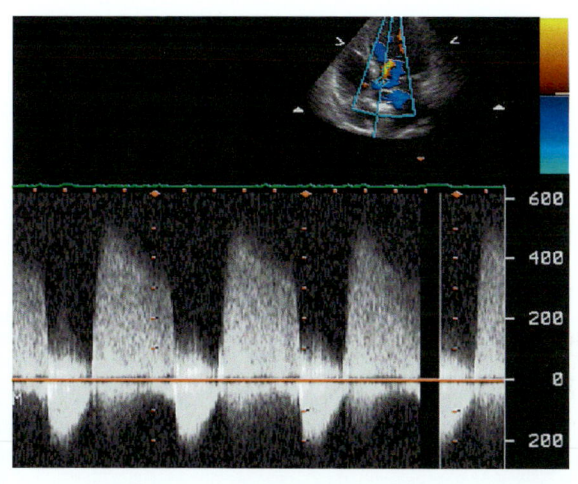

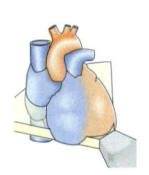

O registro do refluxo é obtido através da janela apical e mostra o padrão típico, em forma de degraus, da insuficiência aórtica.

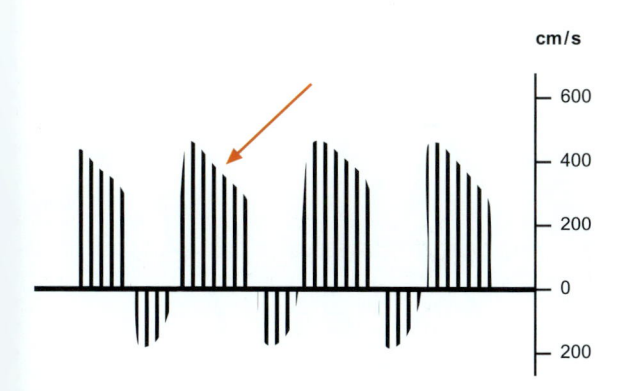

A comprovação do refluxo no Doppler contínuo é apenas qualitativa; para a quantificação, utiliza-se preferencialmente o Doppler colorido.

Insuficiência aórtica: Doppler colorido

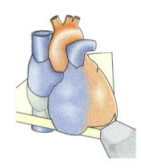

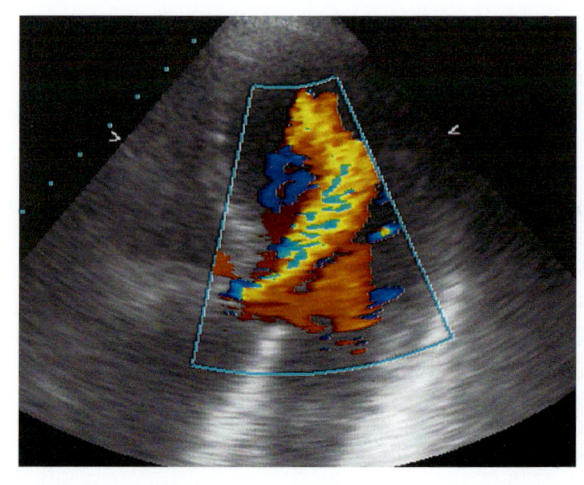

O refluxo da insuficiência aórtica é melhor representado na janela apical.

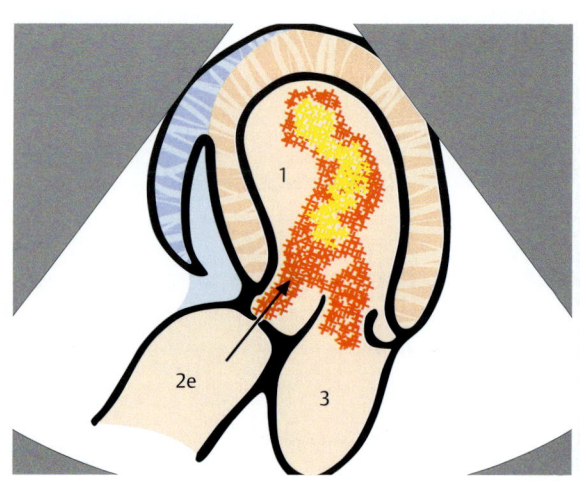

Mesmo quando o refluxo, na janela apical, estiver bem-evidenciado,

Defeitos valvares

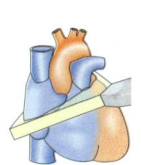

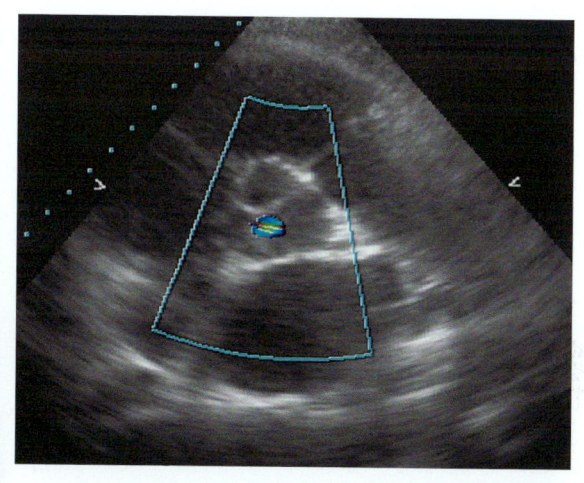

...deve-se utilizar o corte transversal no eixo paraesternal curto, para quantificação...

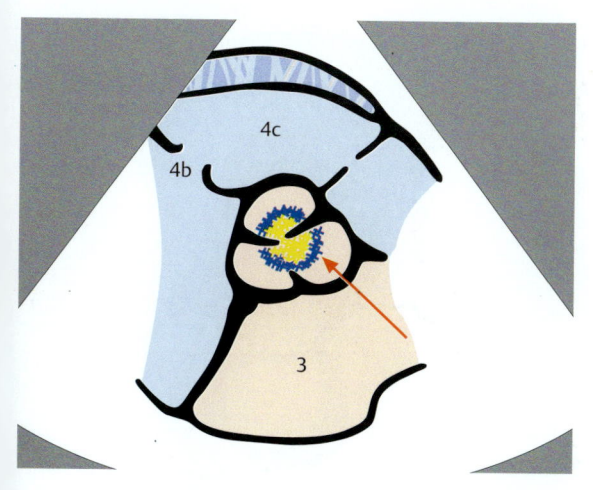

... e avaliação relativa ao fluxo do ventrículo esquerdo, no corte transversal.

Insuficiência aórtica de grau leve

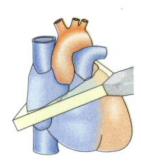

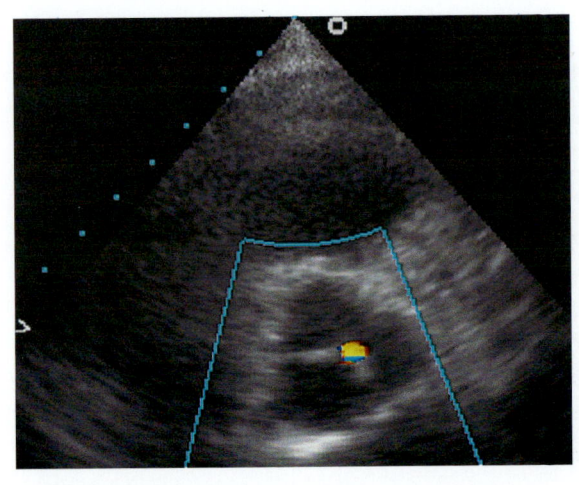

No eixo paraesternal curto, pode-se visualizar, com Doppler colorido, a regurgitação.

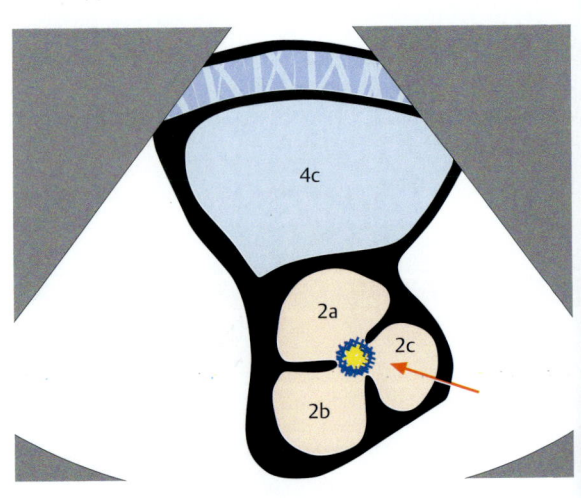

Na insuficiência aórtica leve, a regurgitação é pequena em comparação com o corte transversal do infundíbulo.

Defeitos valvares

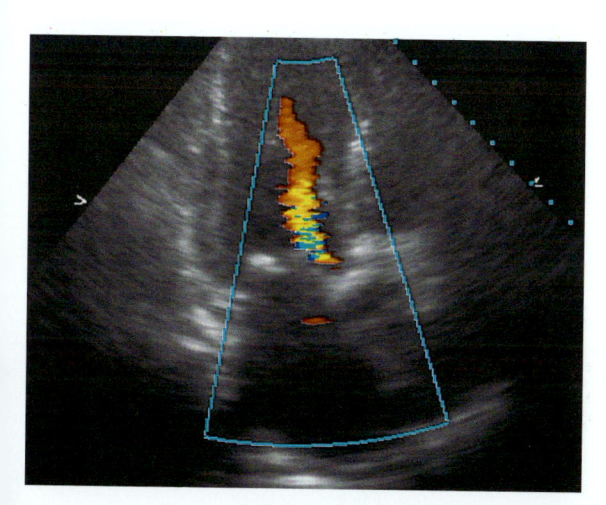

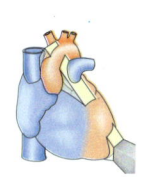

A imagem apical mostra pequeno refluxo.

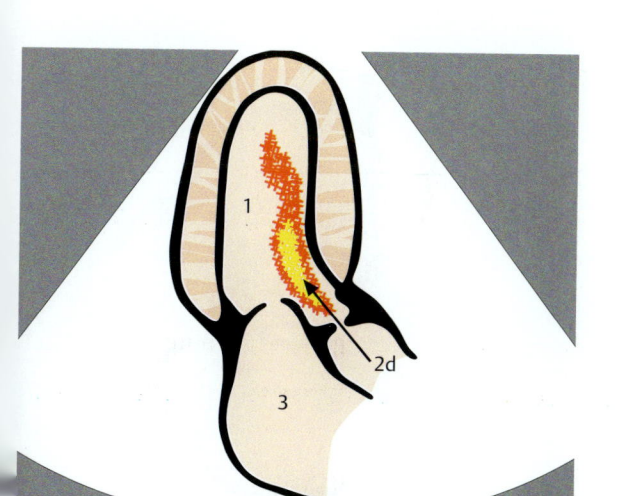

O refluxo aórtico pode diminuir o movimento de abertura da cúspide mitral anterior.

Insuficiência aórtica de alto grau

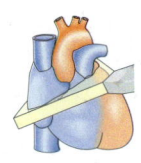

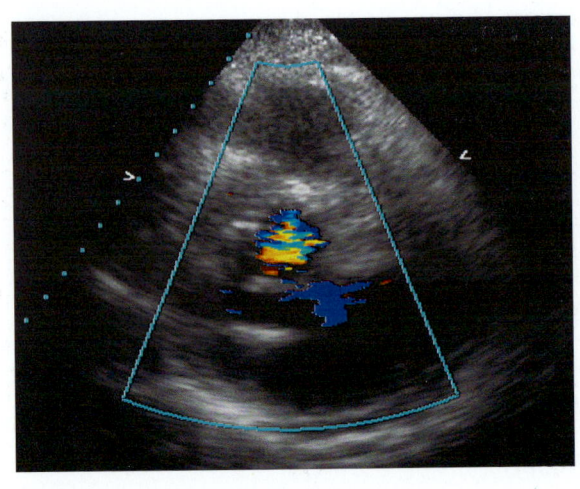

Na janela paraesternal visualiza-se efluxo marcado,

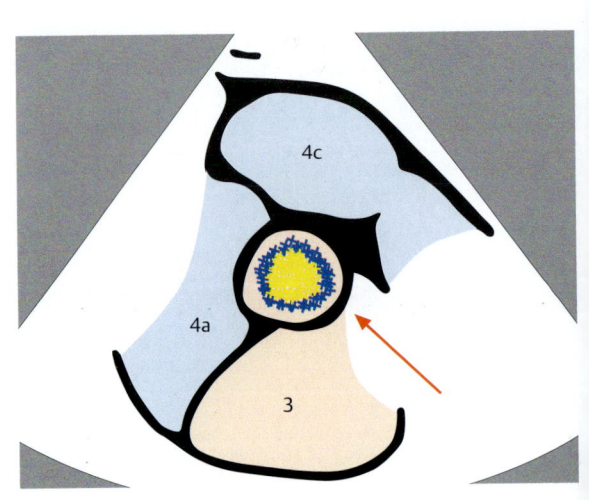

... que ocupa mais da metade do corte transversal do infundíbulo.

Defeitos valvares

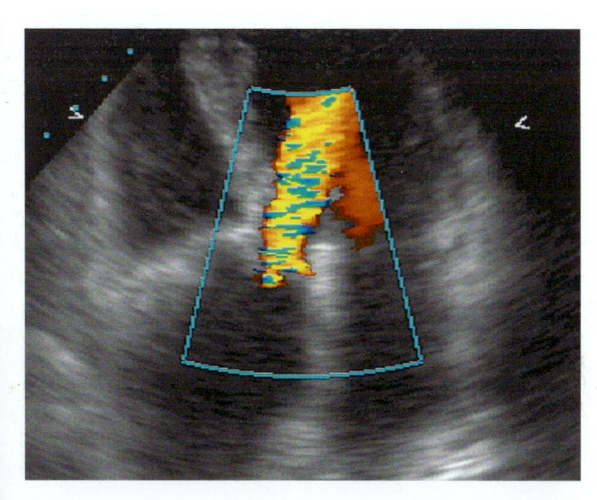

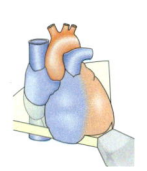

Correspondentemente visualiza-se um amplo refluxo no corte apical.

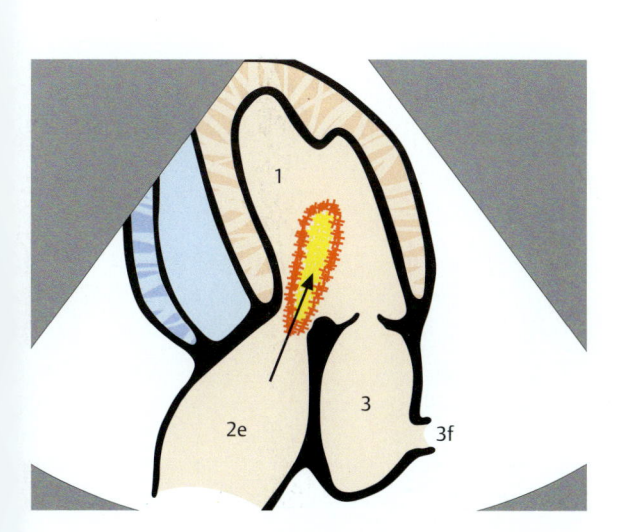

Devido à pressão intraventricular elevada, o refluxo não alcança o ápice do ventrículo.

Insuficiência mitral

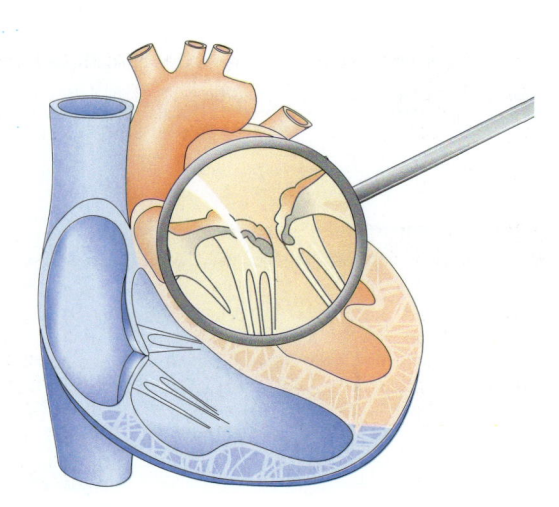

Alterações degenerativas da valva mitral na insuficiência mitral.

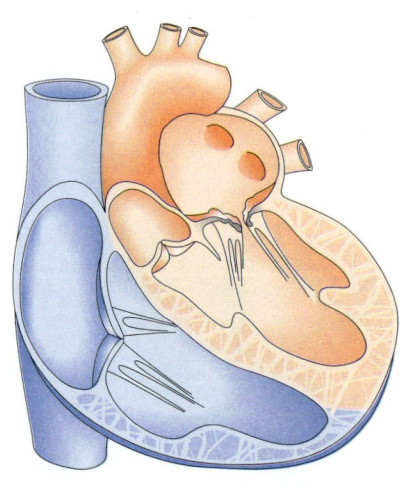

Devido à sobrecarga de volume, ocorre dilatação do átrio esquerdo e do ventrículo esquerdo, bem como dilatação do coração direito.

Defeitos valvares

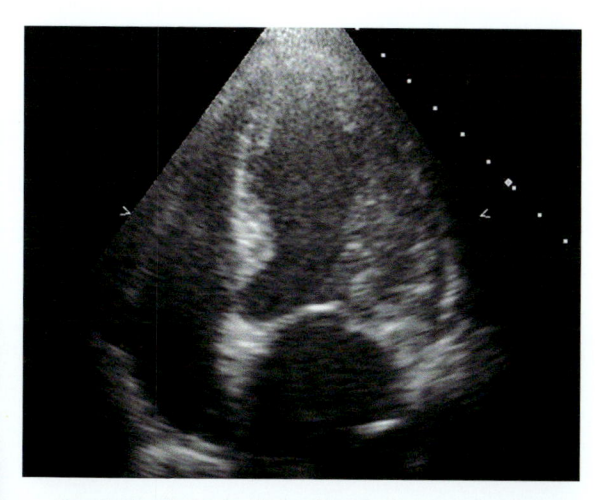

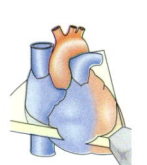

Em primeiro plano, visualiza-se dilatação do ventrículo esquerdo.

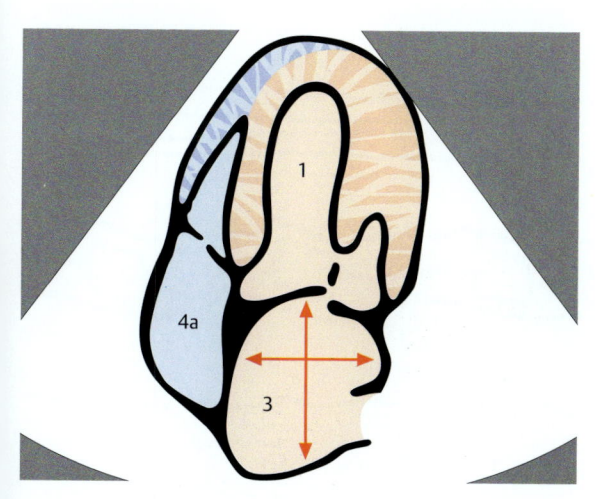

Na insuficiência mitral de alto grau pode ocorrer também dilatação do coração direito.

Insuficiência mitral: modo M

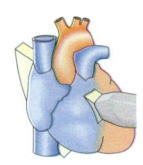

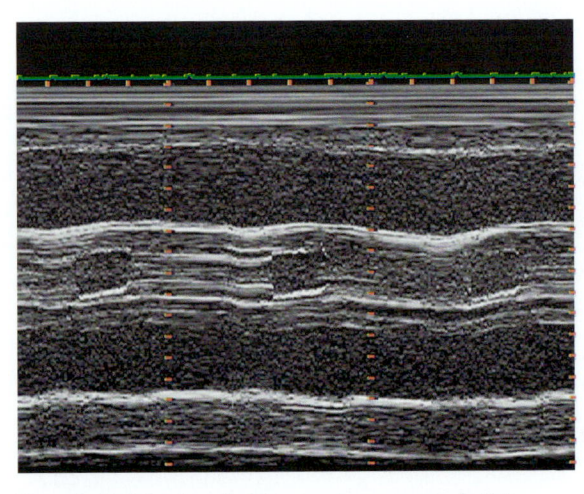

No modo M aórtico é possível documentar o aumento do átrio esquerdo.

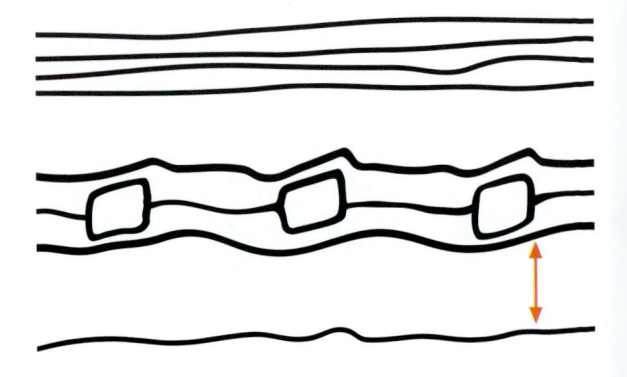

A mensuração do átrio deve ser realizada no final da diástole.

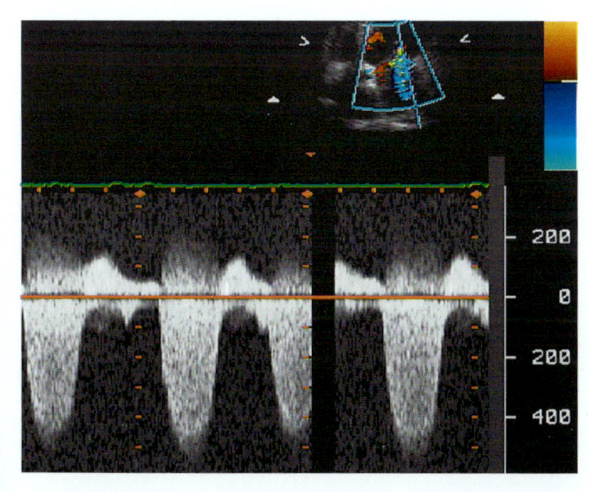

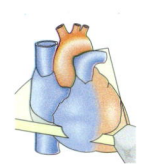

Defeitos valvares
Insuficiência mitral: Doppler

O Doppler contínuo mostra o padrão típico do refluxo, com onda em forma de U.

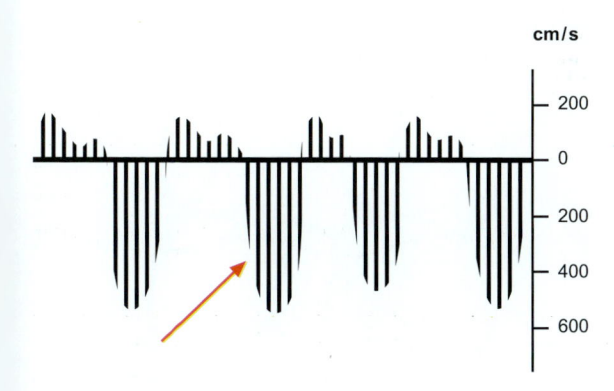

A velocidade não informa sobre a gravidade da insuficiência.

Insuficiência mitral de grau leve

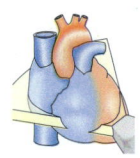

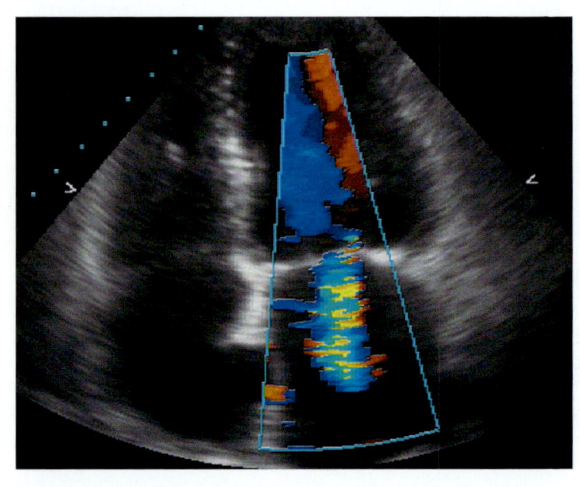

Na imagem apical de quatro câmaras visualiza-se apenas pequeno refluxo através da valva mitral.

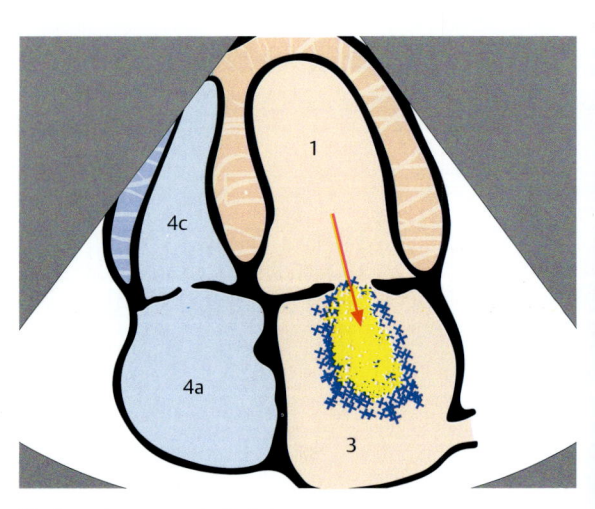

O refluxo alcança o meio do átrio.

Defeitos valvares

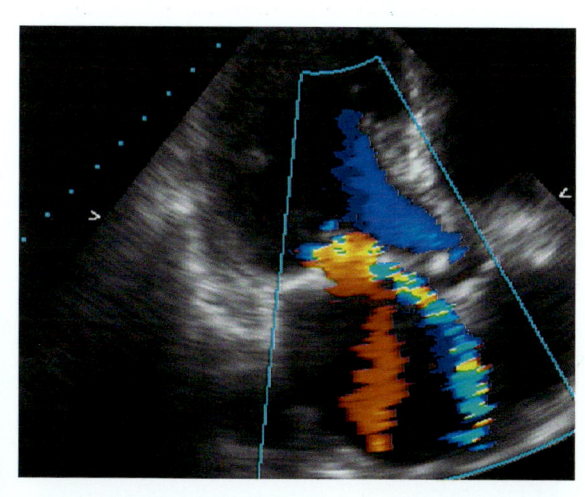

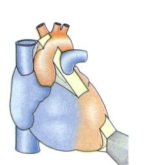

A insuficiência deve ser representada em diversos planos, pois pode ocorrer de forma excêntrica.

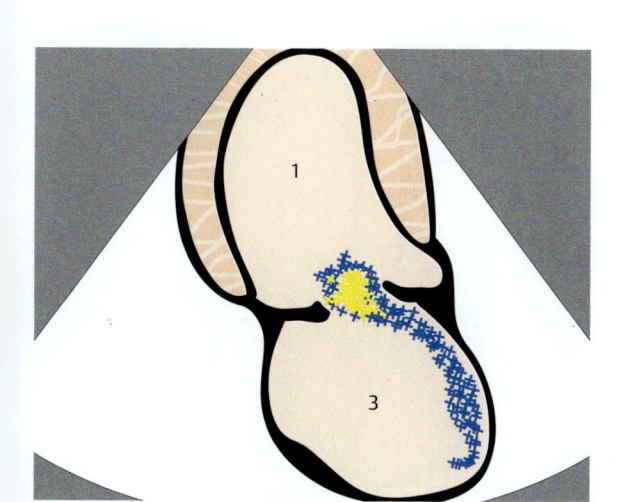

A representação em um único plano pode levar à sub ou superestimação da gravidade.

Insuficiência mitral de alto grau

Observa-se marcado refluxo no átrio esquerdo.

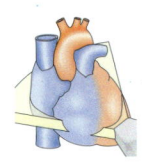

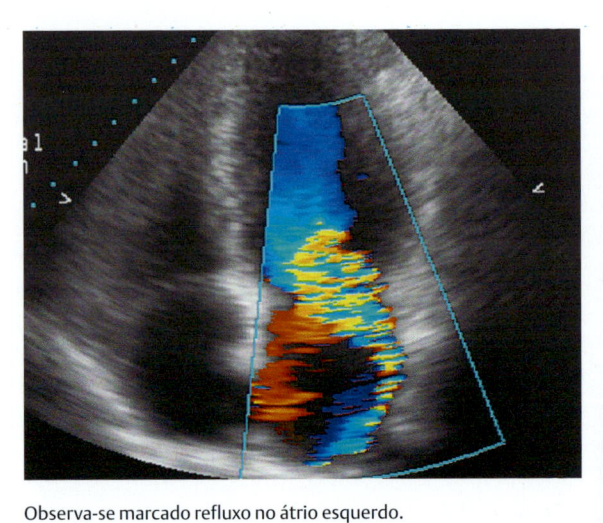

Como conseqüência do fluxo sangüíneo intraventricular elevado, no refluxo visualiza-se uma alteração de cor antes da valva mitral (zona de convergência).

Defeitos valvares

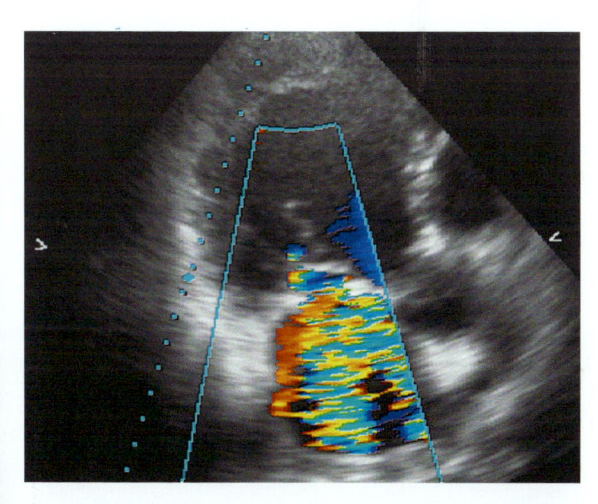

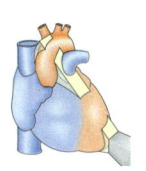

Também na imagem apical de duas câmaras predomina o refluxo no átrio esquerdo.

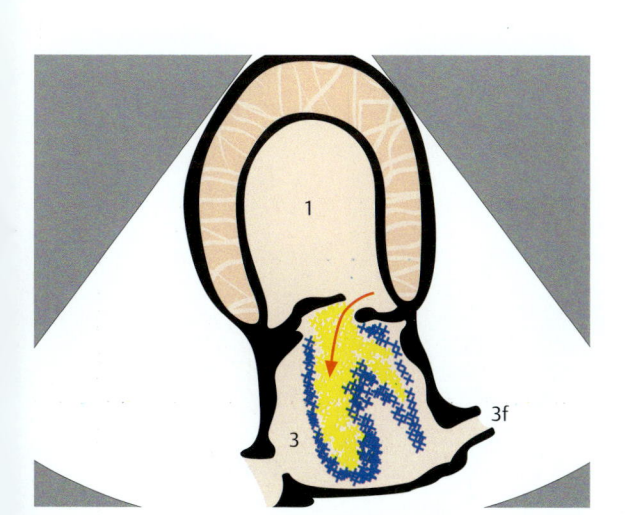

O refluxo alcança o teto do átrio.

Prolapso de valva mitral

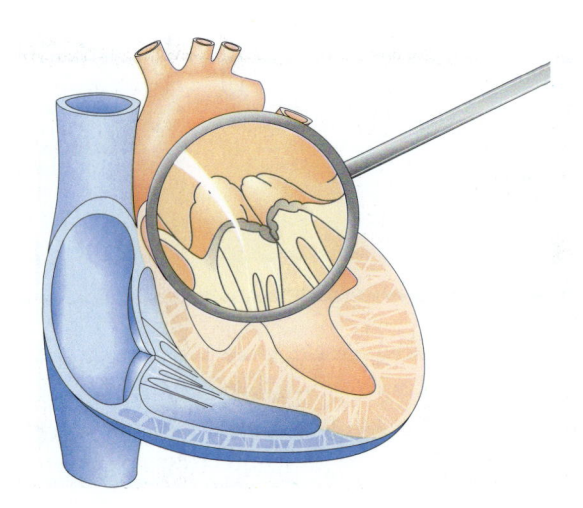

A degeneração mixóide da valva mitral mostra-se através da cúspide alongada e espessada, com prolapso da mesma para o átrio.

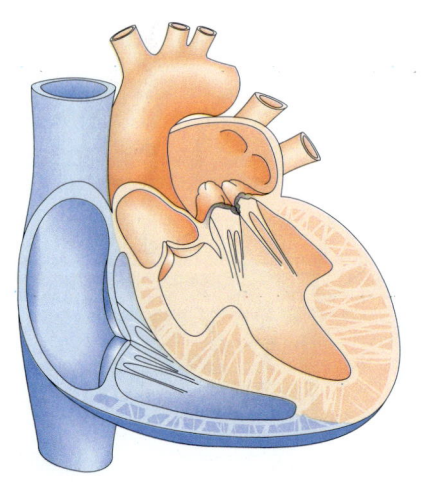

Dependendo do grau de insuficiência, visualiza-se dilatação do átrio esquerdo.

Defeitos valvares

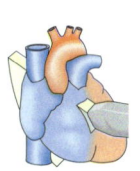

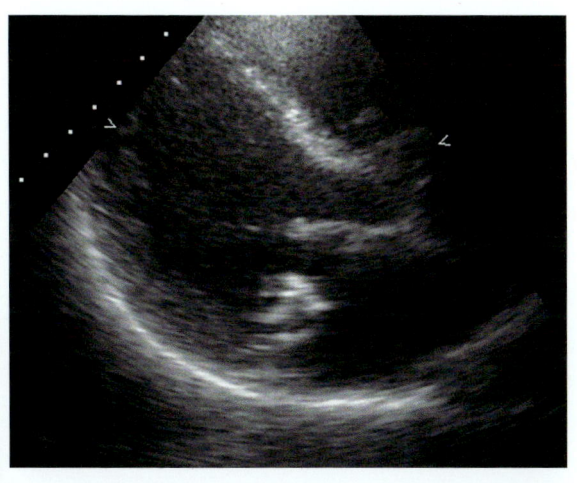

As cúspides espessadas podem calcificar; isso dificulta a avaliação da endocardite.

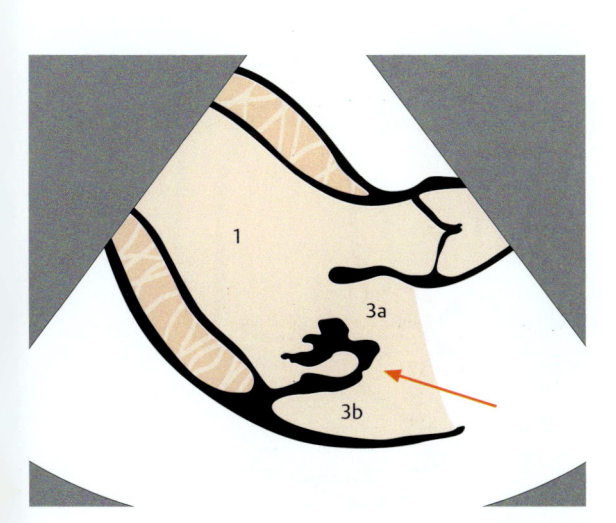

O diagnóstico de prolapso de valva mitral é realizado no eixo paraesternal; a janela apical mostra freqüentemente um prolapso (falso-positivo).

Prolapso de valva mitral

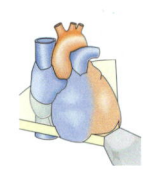

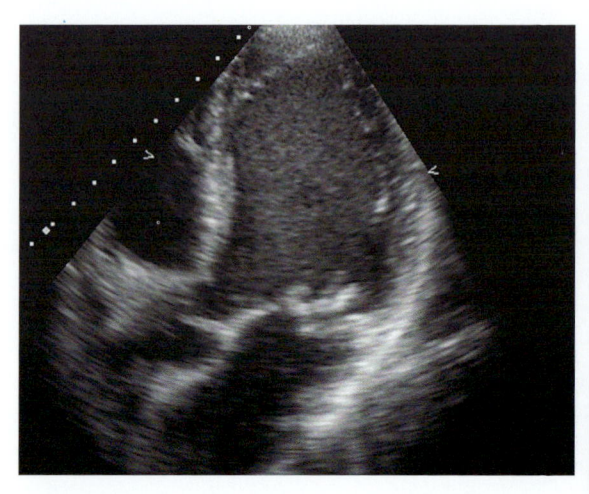

Degeneração mixóide com calcificação de cúspides é observada na janela apical.

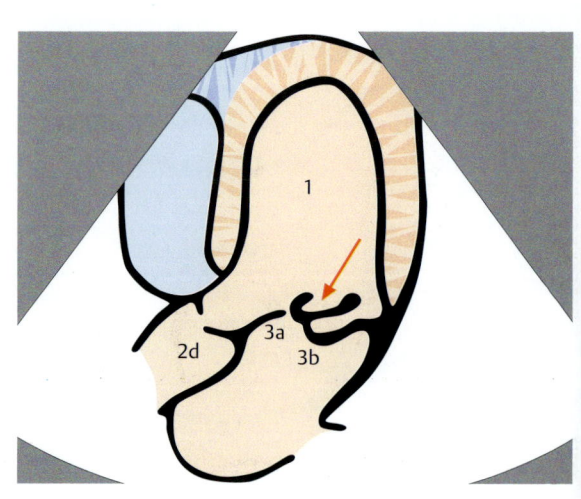

A cúspide pode alongar-se e dobrar-se.

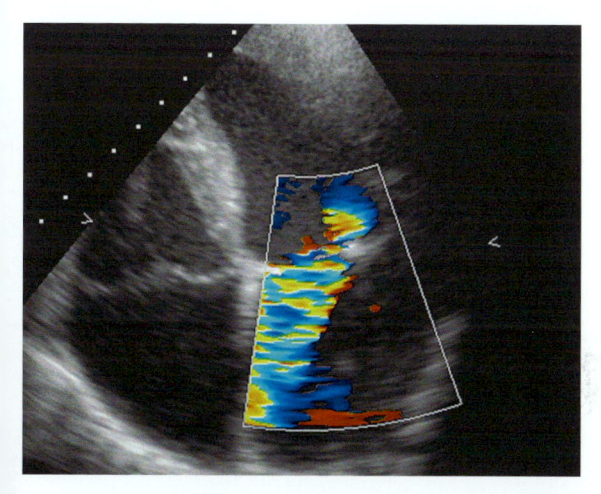

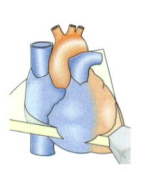

Defeitos valvares — **Prolapso mitral: Doppler colorido**

O prolapso da cúspide mitral posterior leva a uma insuficiência excêntrica típica.

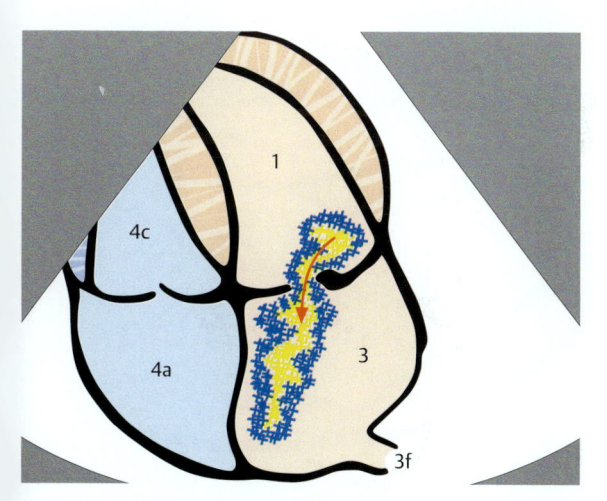

A aceleração do fluxo que ocorre no ventrículo através do refluxo da valva indica alta gravidade da insuficiência mitral (zona de convergência).

Prolapso de valva mitral

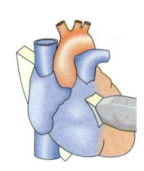

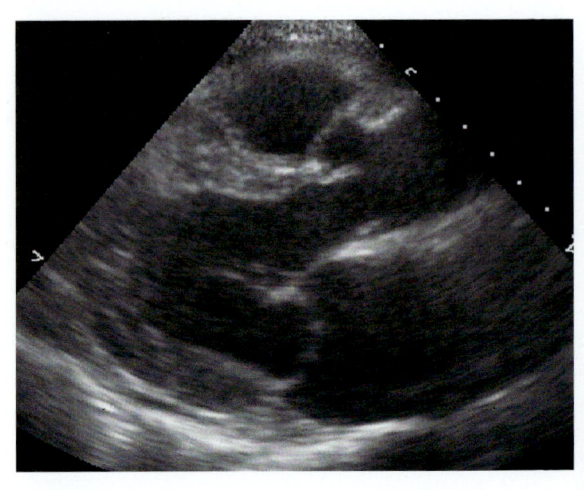

A cúspide mitral posterior está alongada e prolapsada no átrio esquerdo.

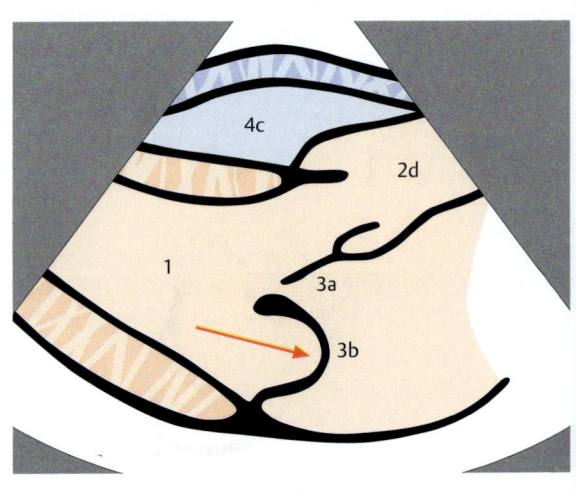

Neste caso, não são visualizadas calcificações.

Defeitos valvares

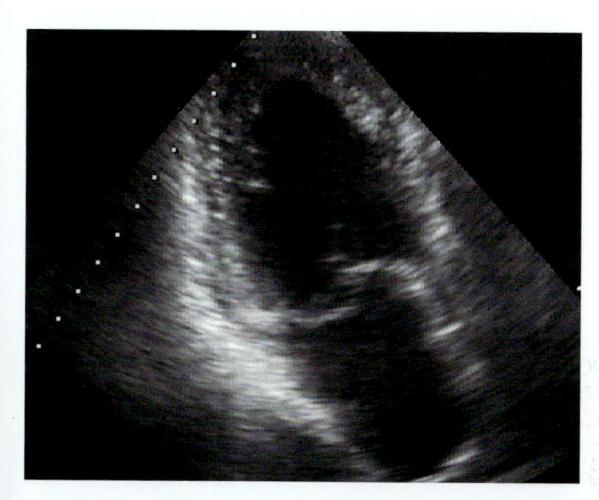

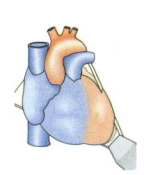

Também na imagem apical de duas câmaras visualiza-se o prolapso da cúspide mitral posterior.

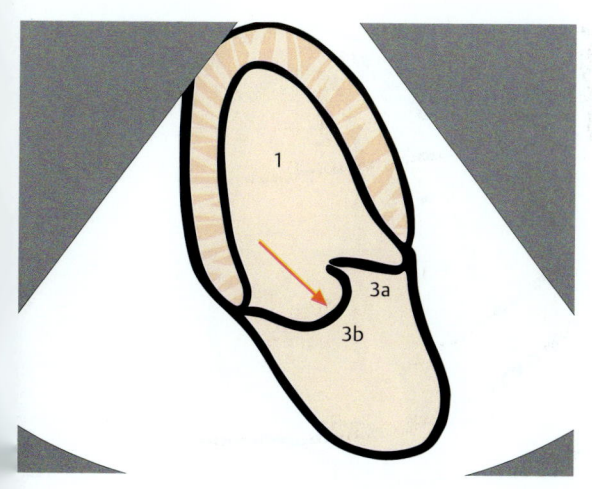

Não há espessamento típico da cúspide.

Prolapso de valva mitral: Doppler colorido

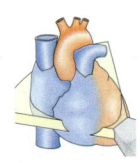

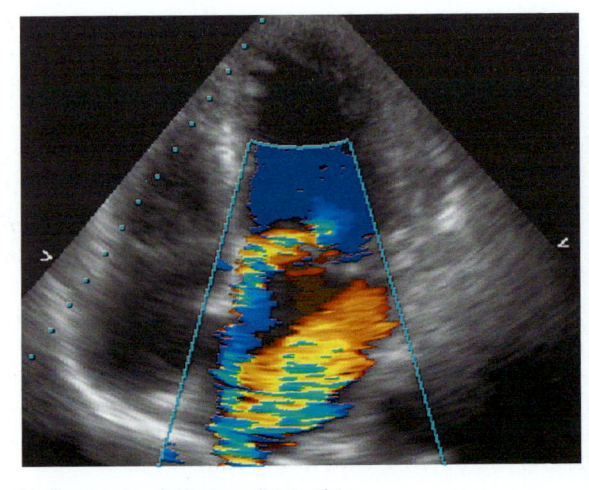

Verifica-se a insuficiência excêntrica típica,

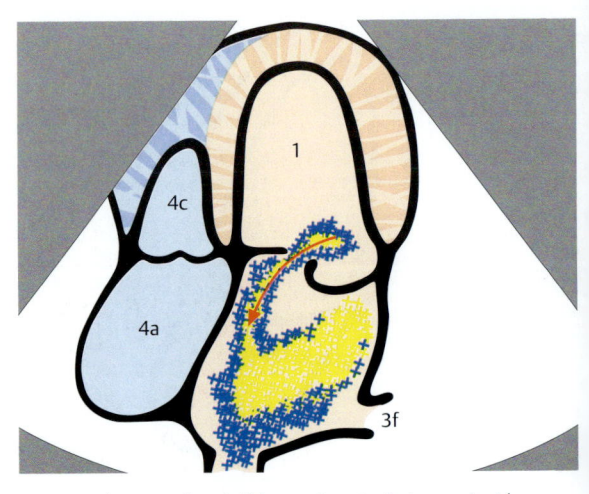

...que, na degeneração mixóide, geralmente desloca a cúspide posterior para o septo atrial.

Defeitos valvares

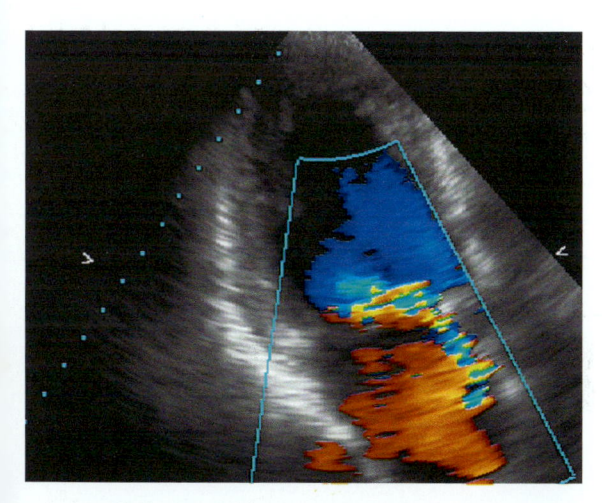

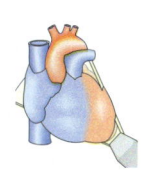

A insuficiência mitral deve ser representada em vários planos de corte...

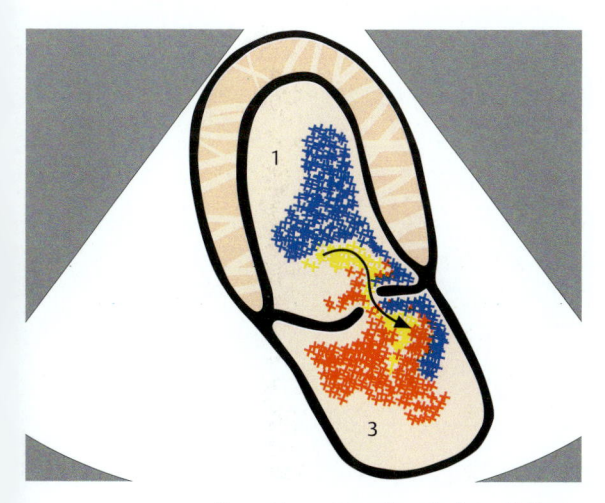

...para evitar a sub ou superestimação da insuficiência.

Insuficiência tricúspide

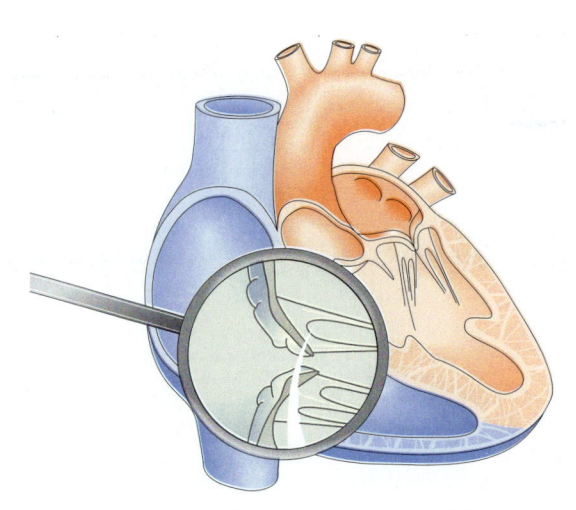

Valva tricúspide com alterações degenerativas na insuficiência tricúspide.

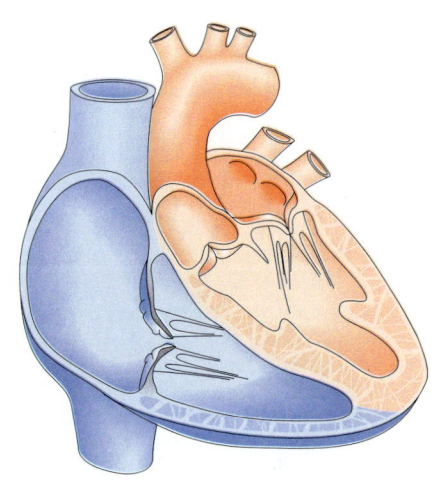

O refluxo através da valva tricúspide leva à dilatação cardíaca direita.

Defeitos valvares

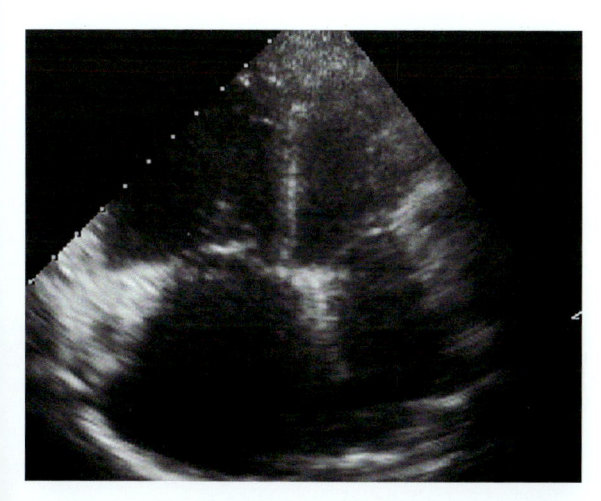

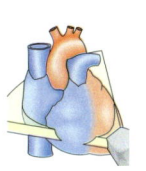

O aumento cardíaco direito pode ser bem-documentado na imagem apical de quatro câmaras.

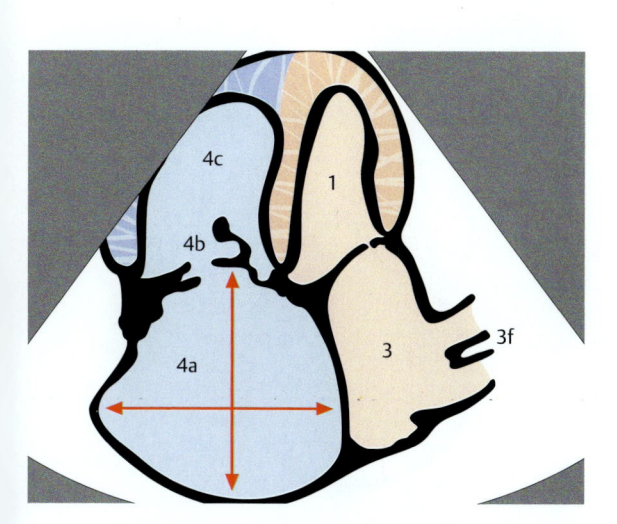

Neste plano, o átrio direito pode ser medido em seus eixos longitudinal e transversal.

Insuficiência tricúspide: Doppler colorido

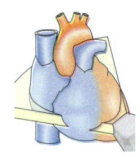

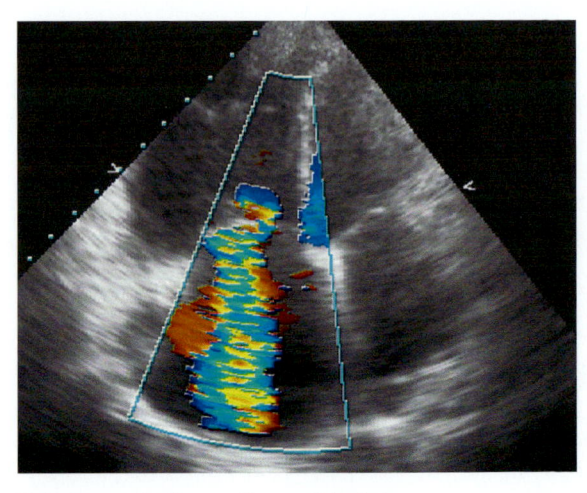

Tipicamente, visualiza-se refluxo no átrio direito.

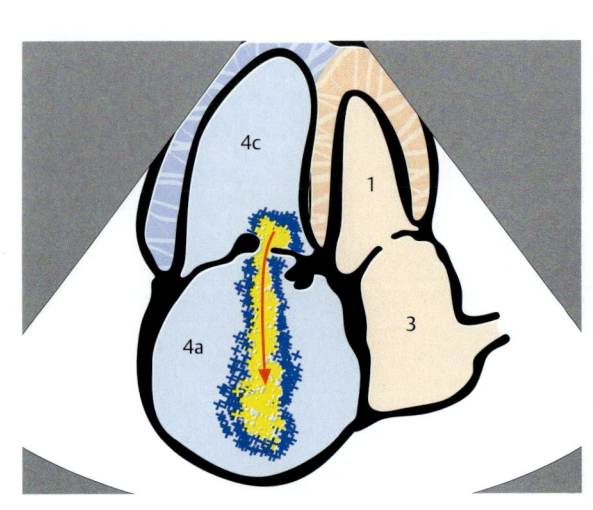

A extensão do refluxo pode ser utilizada para a quantificação.

Defeitos valvares

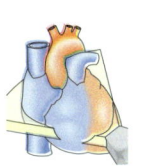

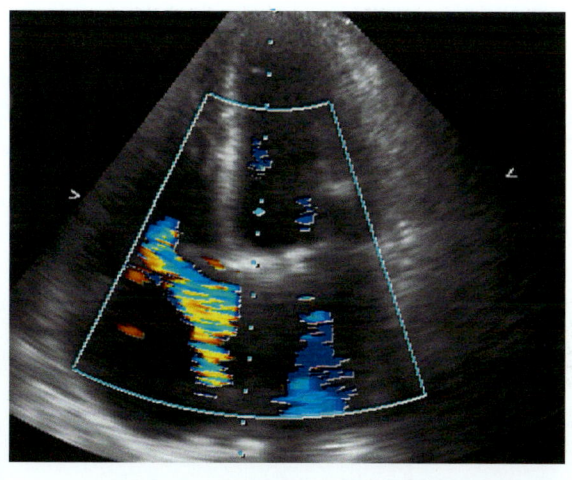

O refluxo da insuficiência tricúspide mostra-se geralmente excêntrico ao septo atrial.

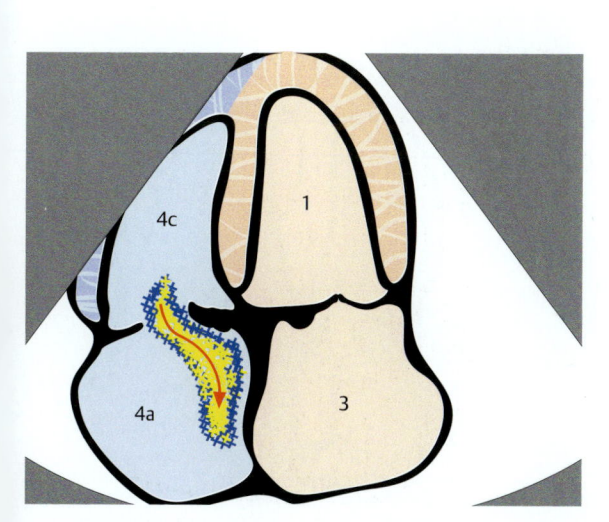

O refluxo deve ser visualizado em vários planos (janelas apical, quatro e cinco câmaras, paraesternal curta).

Insuficiência tricúspide de grau leve

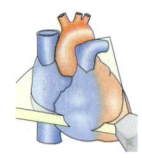

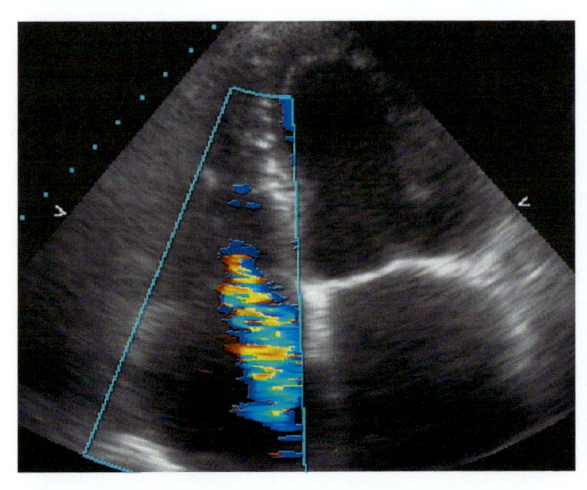

Refluxo tricúspide reduzido com nuvem de refluxo estreita,

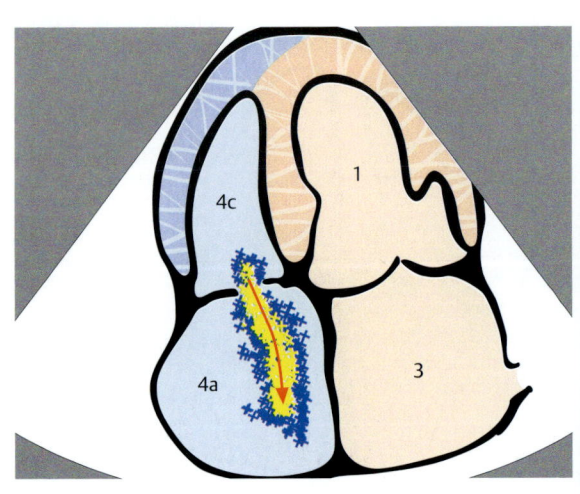

...que quase alcança a metade do átrio direito.

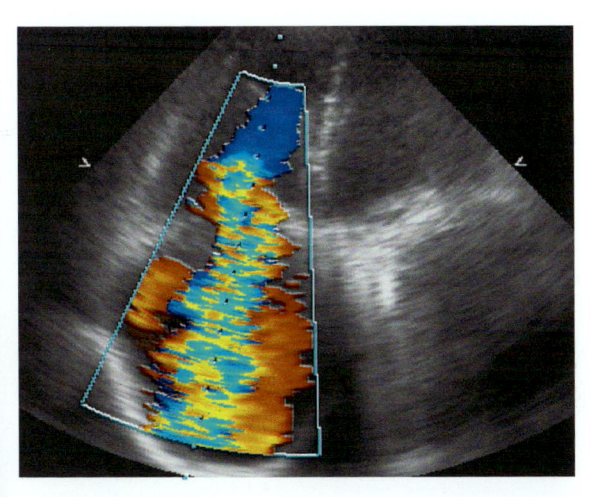

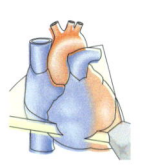

Defeitos valvares Insuficiência tricúspide de alto grau

Em valvas tricúspides de elevado grau de insuficiência, ocorre amplo refluxo,

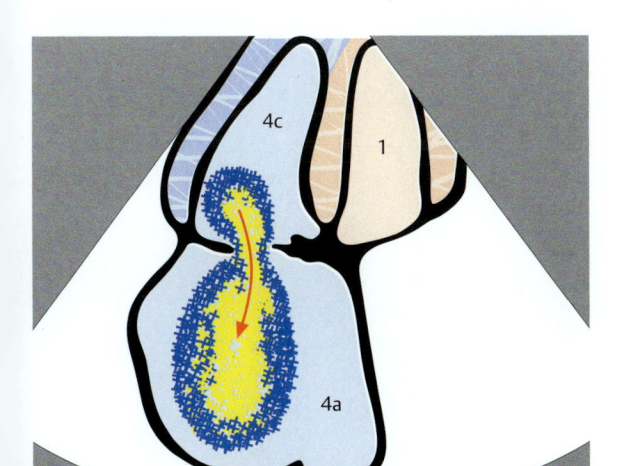

...que preenche mais da metade do átrio direito.

Insuficiência pulmonar

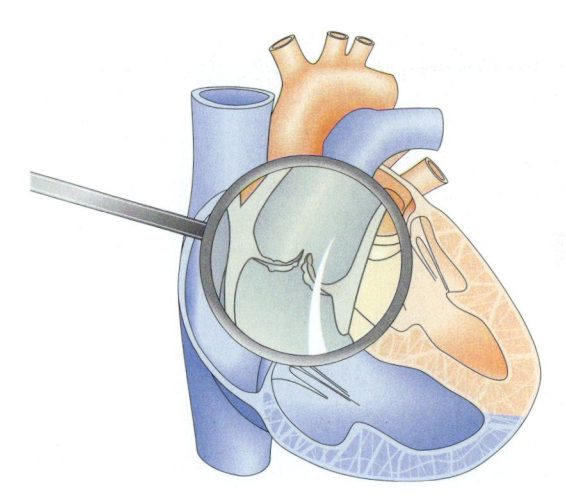

Alterações degenerativas das cúspides na insuficiência pulmonar.

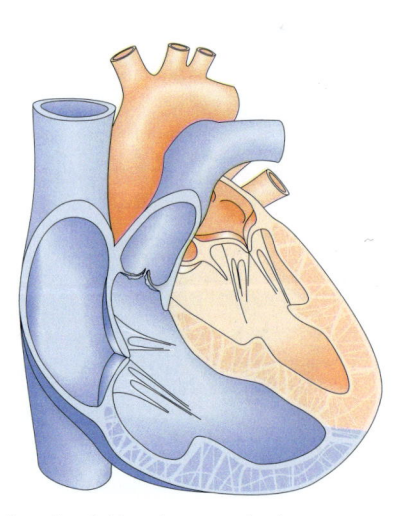

A sobrecarga de volume leva à dilatação ventricular direita.

Insuficiência pulmonar: Doppler

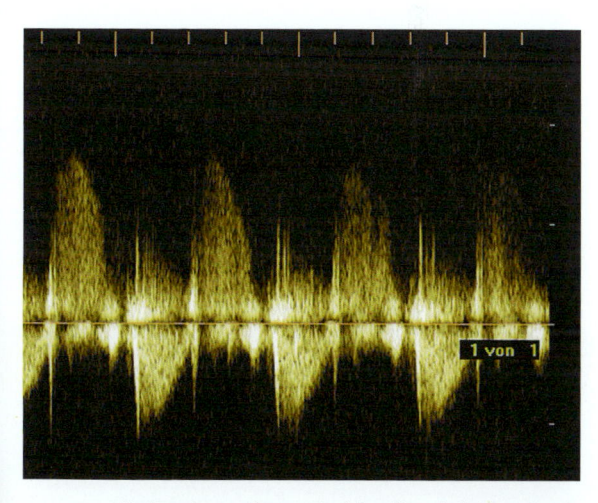

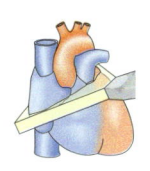

No Doppler contínuo, o sinal de refluxo é obtido na janela paraesternal curta.

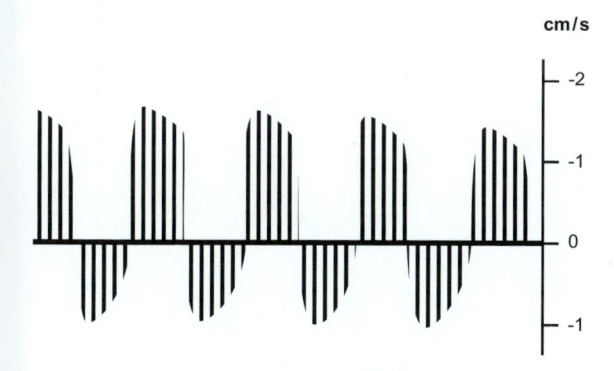

Ocorre a representação do sinal diastólico típico em degraus, semelhante à insuficiência aórtica.

Insuficiência pulmonar de grau leve

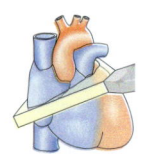

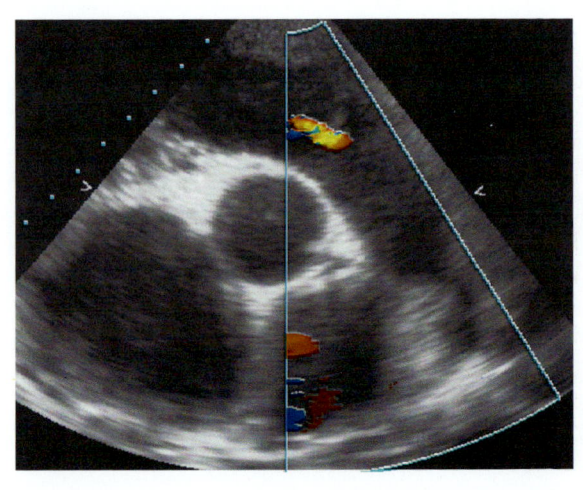

Um pequeno refluxo através da valva pulmonar é freqüentemente vizualizado;

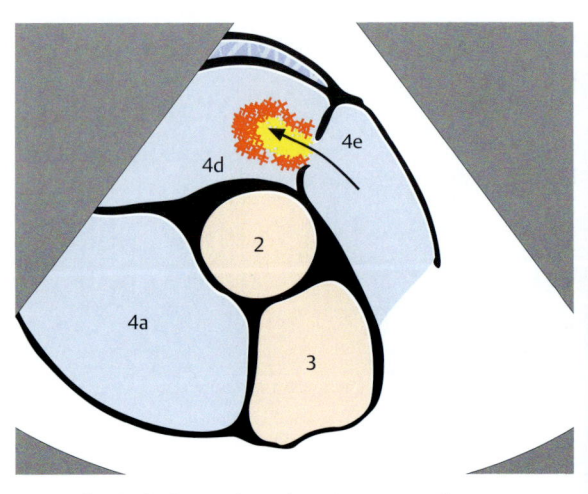

...contudo, não é relevante hemodinamicamente e não representa risco de endocardite.

Defeitos valvares

Insuficiência pulmonar moderada

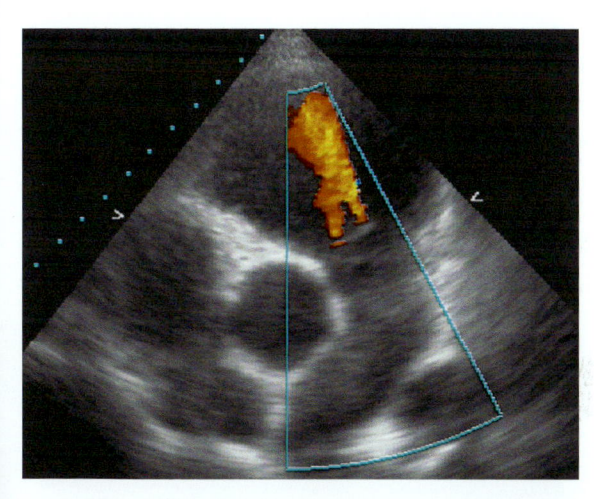

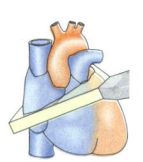

139

Visualiza-se refluxo nitidamente maior através da valva pulmonar, que alcança a metade do ventrículo direito.

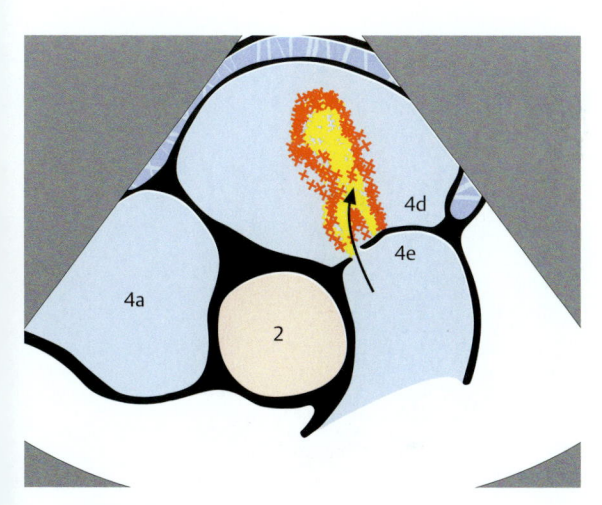

Devido à forma em V do ventrículo direito, raras vezes é possível visualizar completamente a insuficiência pulmonar em apenas um plano.

Infarto da parede anterior

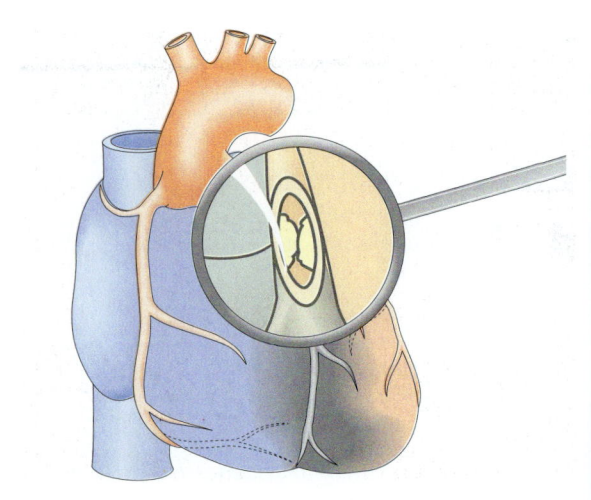

Infarto de parede anterior por obstrução da artéria coronariana descendente anterior (DA).

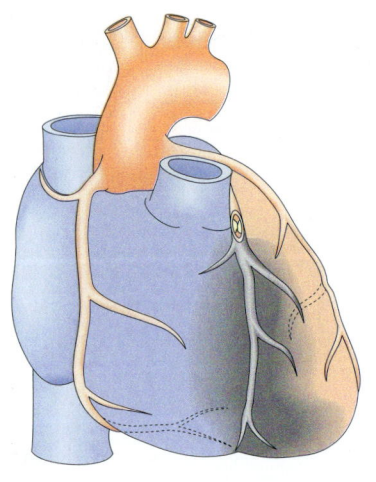

Visualiza-se alteração na contratilidade do segmento por estreitamento cicatricial da área miocárdica atingida.

Doenças cardíacas coronarianas

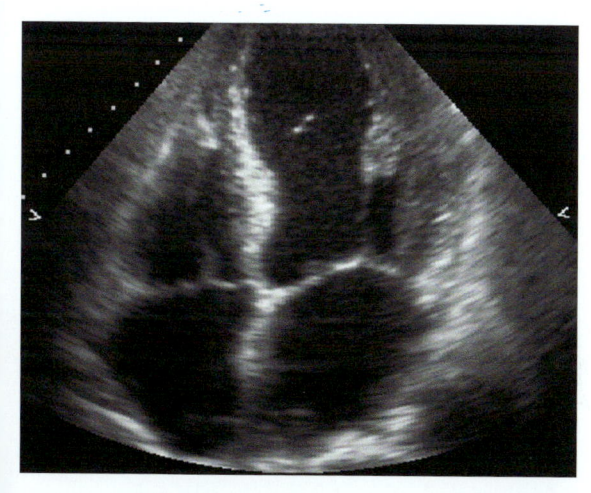

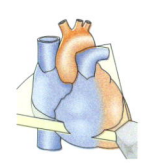

O distúrbio contrátil é bem-visualizado na janela apical,

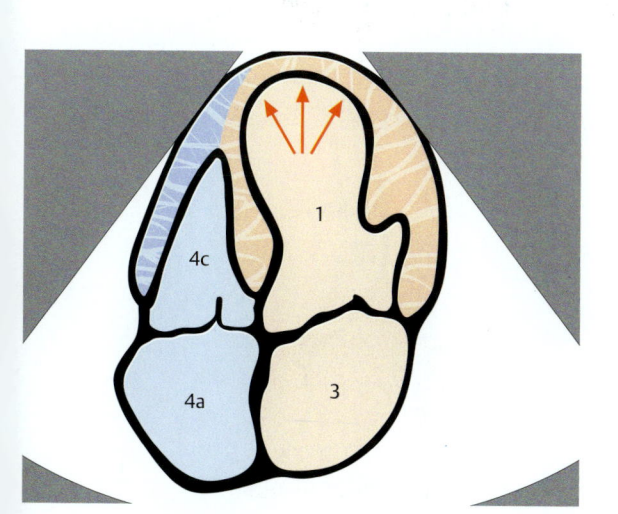

...embora a avaliação do ápice ventricular em geral seja limitada.

Infarto da parede anterior: complicações

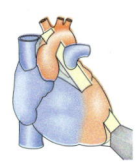

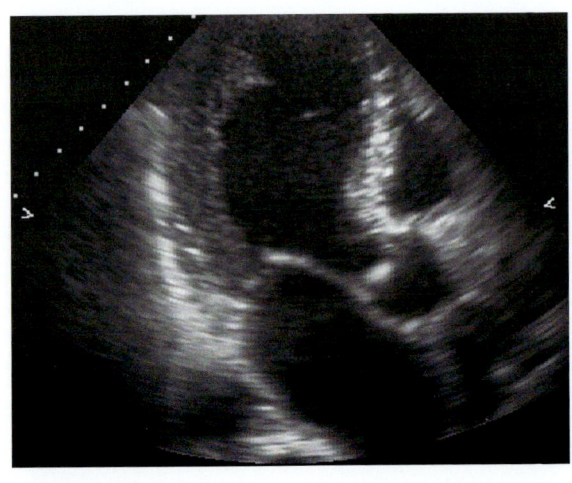

Como conseqüência típica do infarto da parede anterior é possível identificar uma dilatação aneurismática,

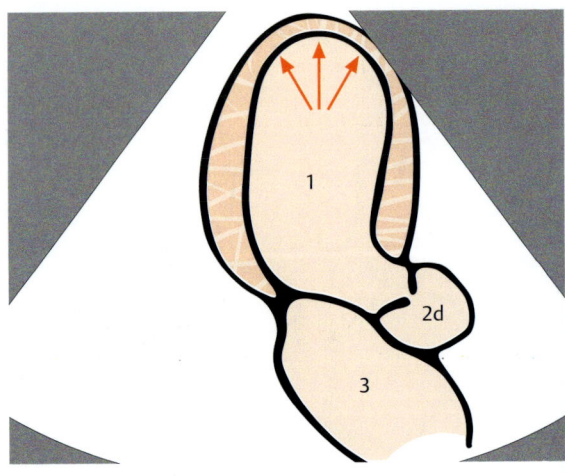

...que é especialmente visualizada na janela apical.

Doenças cardíacas coronarianas

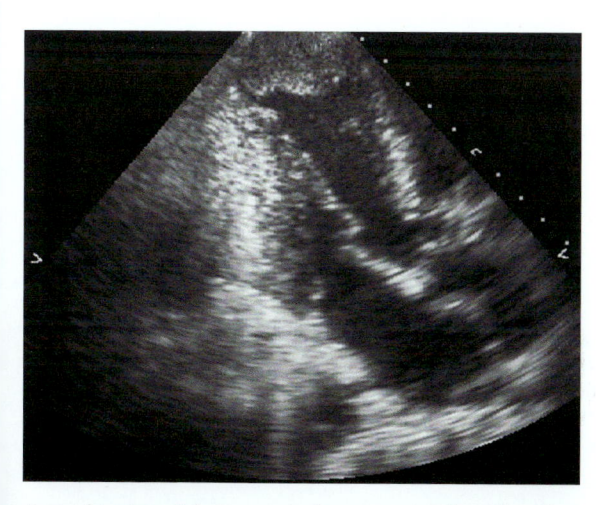

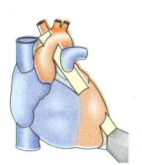

Especialmente em infartos recentes formam-se trombos sobre a área ventricular infartada,

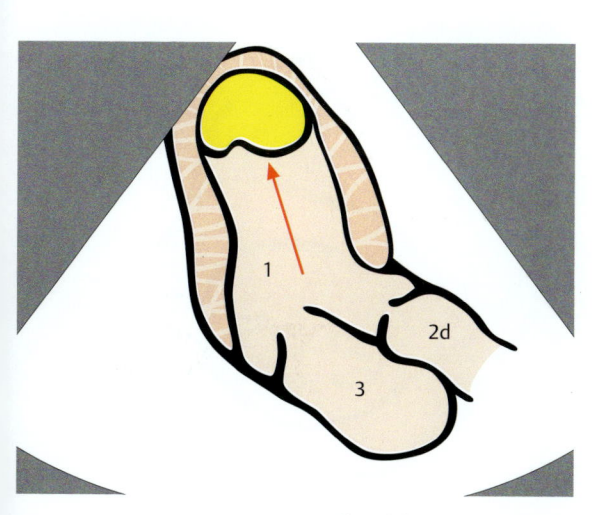

...que se apresentam como um pólipo de base larga na área do aneurisma.

Infarto da parede anterior: complicações

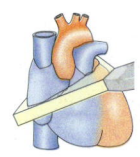

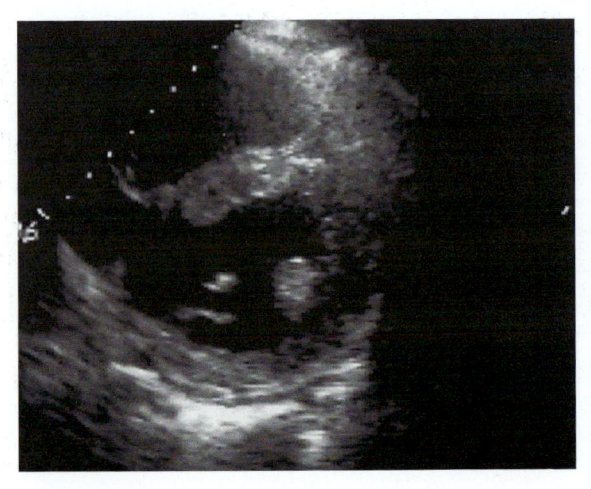

O infarto do septo ventricular pode levar à necrose com conseqüente defeito septal.

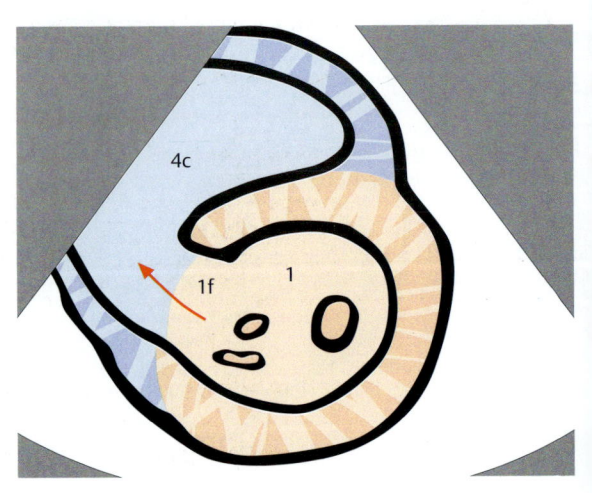

Na imagem bidimensional, há interrupção do contorno do septo ventricular.

Doenças cardíacas coronarianas

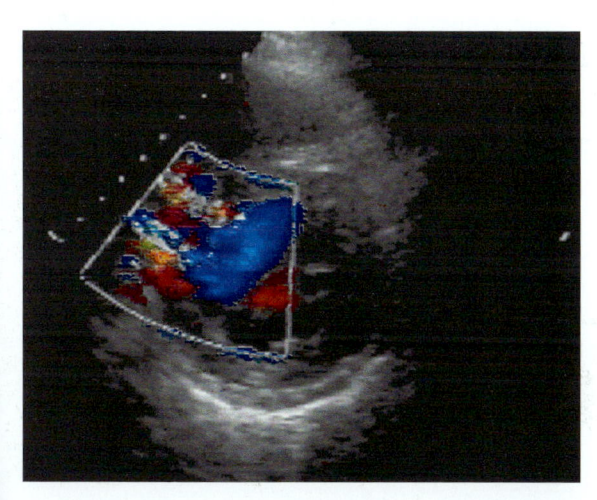

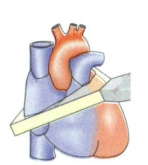

O Doppler colorido mostra um fluxo de entrada no ventrículo direito,

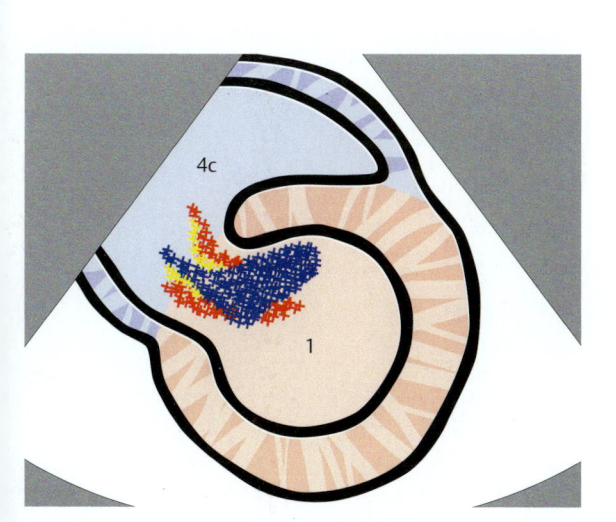

...que, devido à diferença de pressão dos ventrículos, apresenta altas velocidades.

Infarto da parede lateral

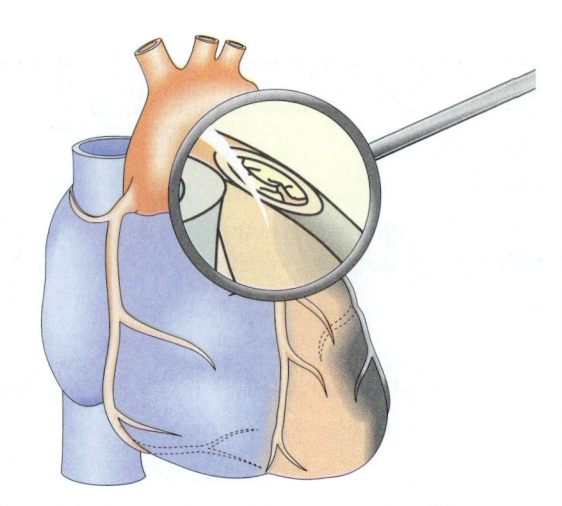

Infarto miocárdico pela obstrução do ramo circunflexo (CX)...

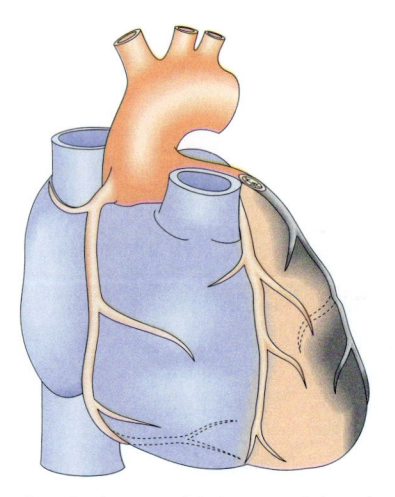

...com alteração da contratilidade na parede lateral.

Doenças cardíacas coronarianas

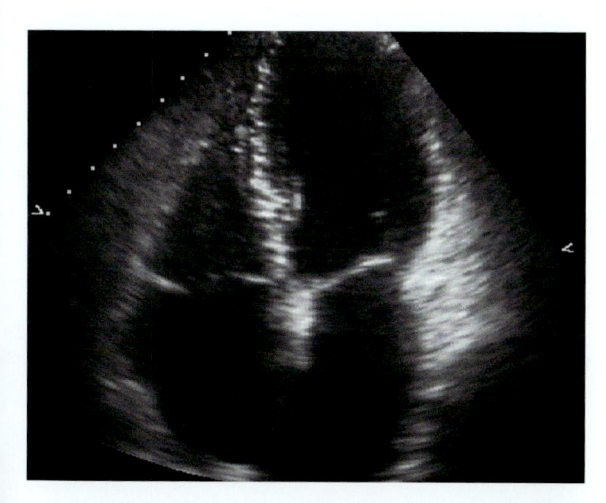

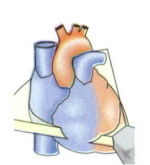

Os segmentos ventriculares acinéticos podem ser visualizados na imagem apical de quatro câmaras.

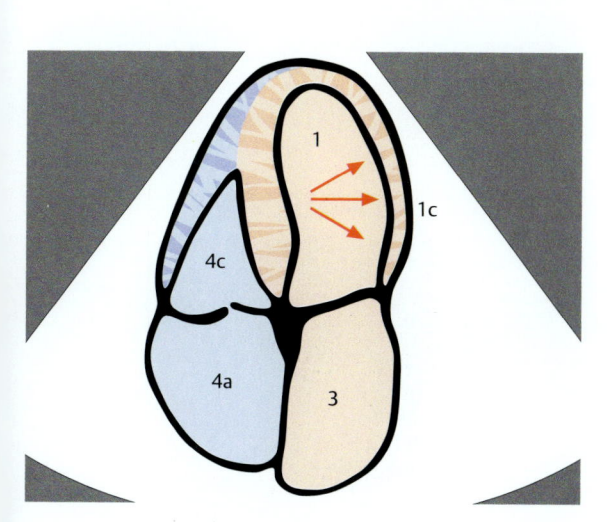

Em infartos antigos ocorre afilamento da musculatura ventricular.

Infarto da parede posterior

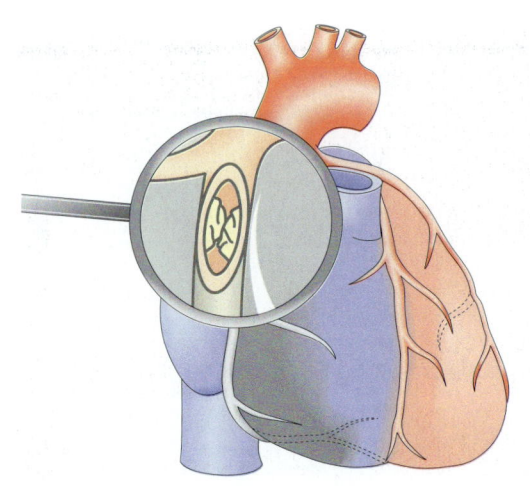

Infarto da parede posterior por obstrução da artéria coronariana direita (ACD).

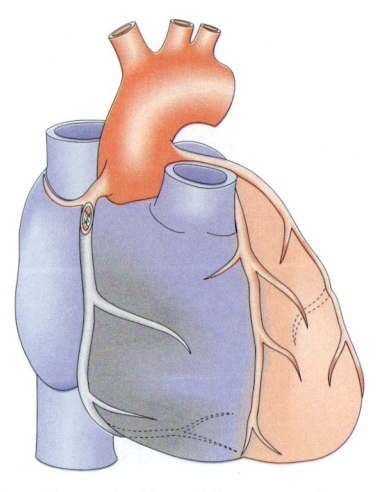

O ápice ventricular pode ser atingido em infartos causados por obstrução do suprimento sangüíneo direito.

Doenças cardíacas coronarianas

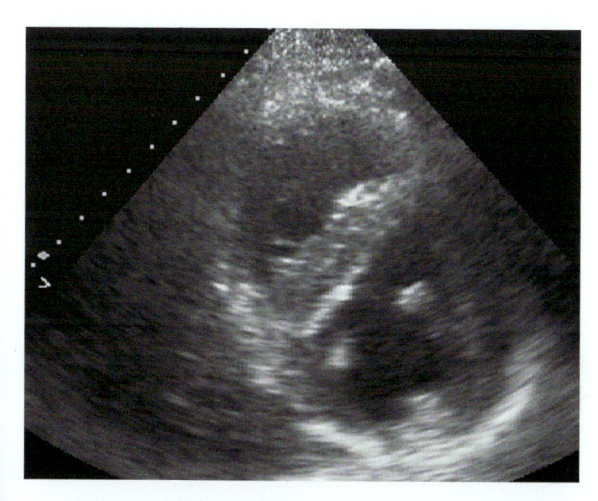

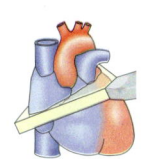

A área acinética da parede posterior é visualizada no eixo curto paraesternal.

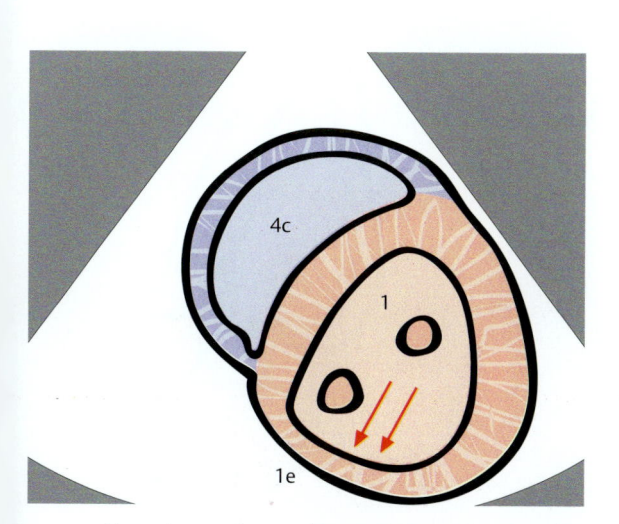

Neste plano, pode-se medir a parede miocárdica estreitada.

Infarto da parede posterior: complicações

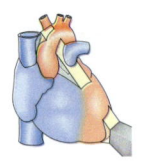

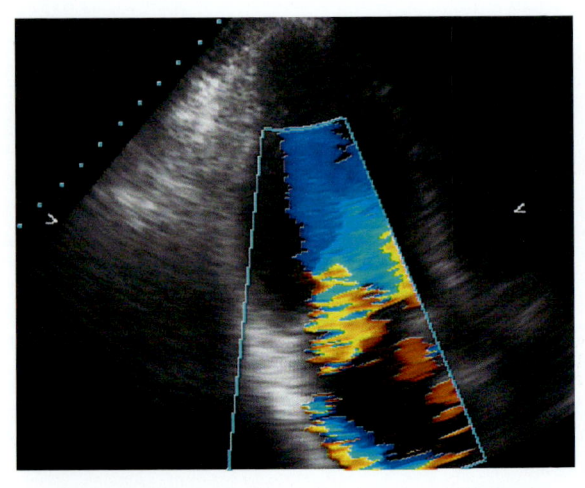

Em infartos extensos, o músculo papilar póstero-medial é afetado, com conseqüente insuficiência mitral...

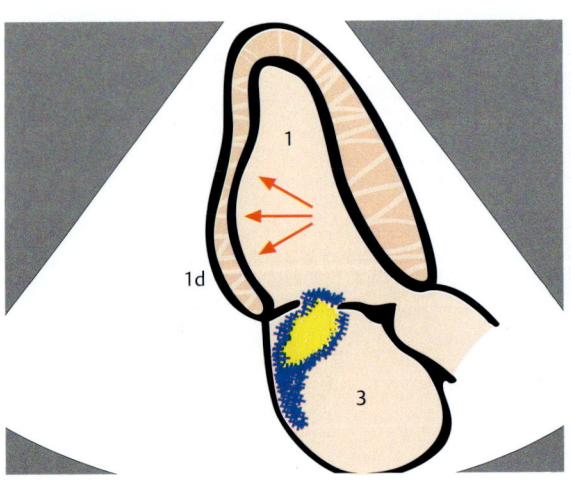

...com refluxo de trajeto excêntrico.

Doenças cardíacas coronarianas

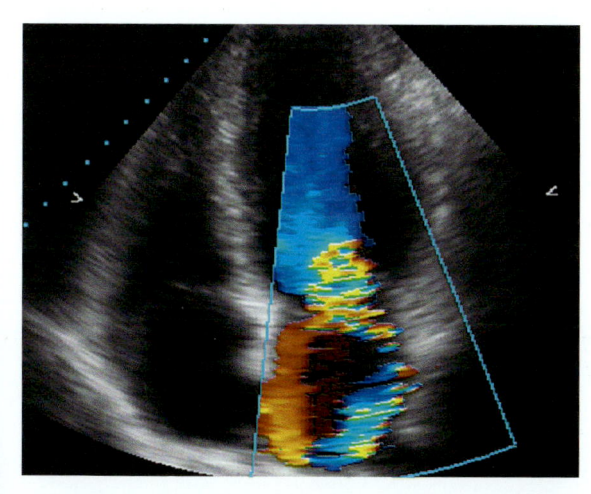

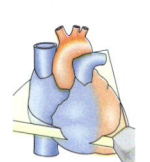

Visualiza-se insuficiência mitral de alto grau após infarto da parede posterior;

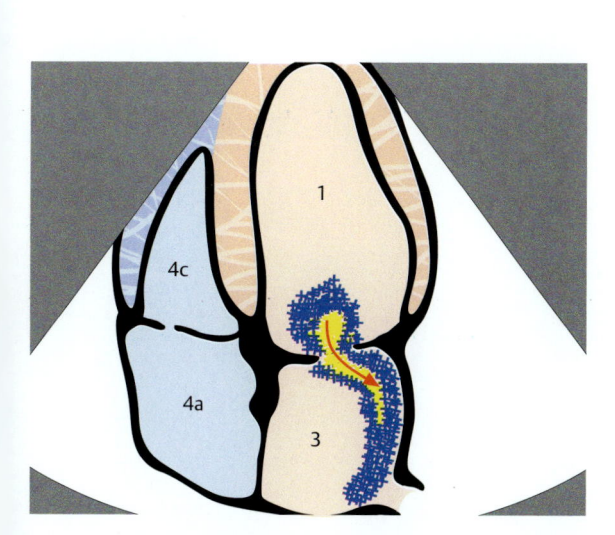

...adicionalmente deve-se realizar um exame transesofágico para investigar o rompimento das cordoalhas tendíneas.

Cardiomiopatia isquêmica

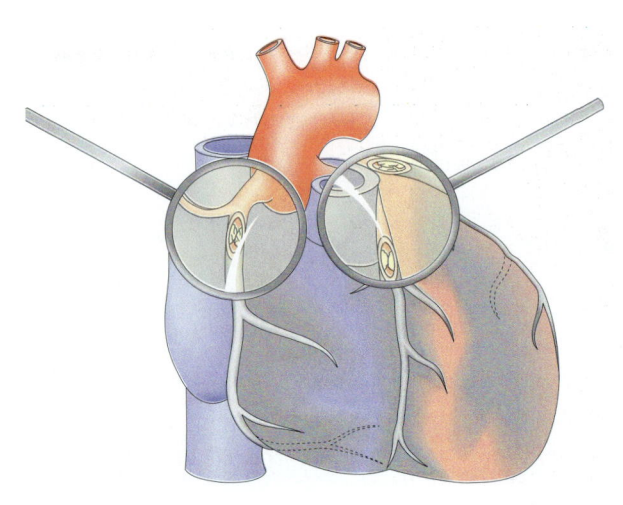

O infarto que acomete extensas áreas do miocárdio é causado por processos de obstrução difusos...

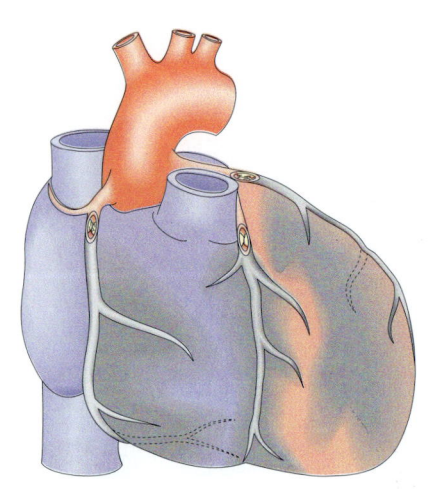

...e leva à dilatação do ventrículo esquerdo.

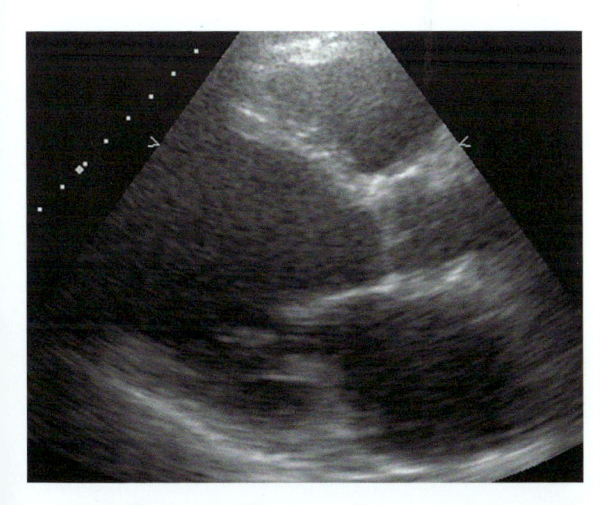

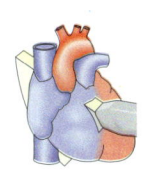

Doenças cardíacas coronarianas

Na janela paraesternal longa, visualiza-se o ventrículo esquerdo dilatado;

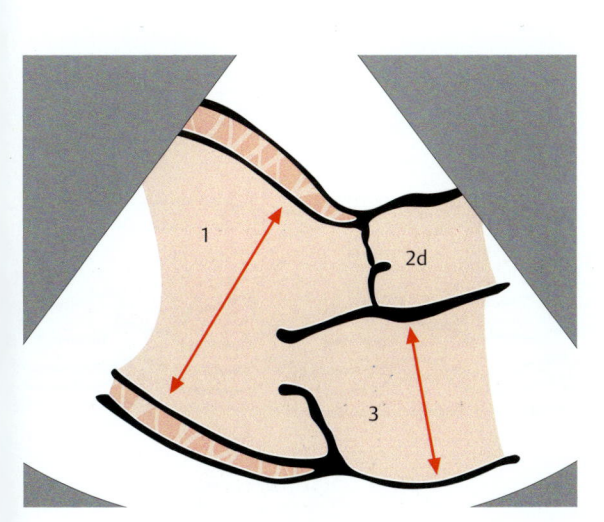

...o átrio esquerdo em geral também está aumentado.

Cardiomiopatia isquêmica: modo M

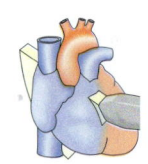

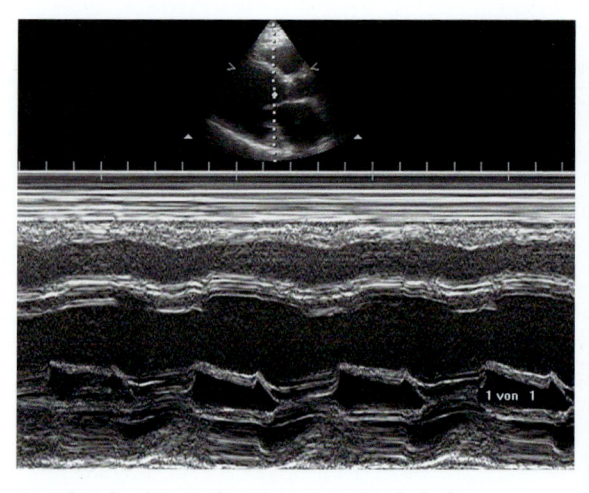

O modo M da valva mitral mostra uma amplitude de abertura reduzida...

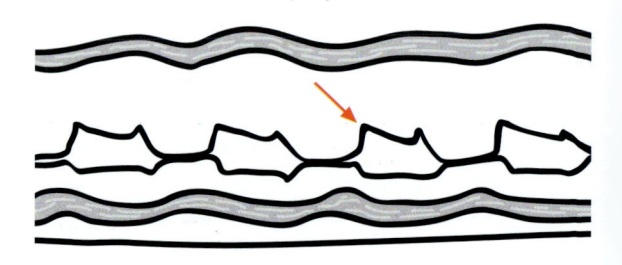

...como expressão do fluxo transmitral diminuído.

Doenças cardíacas coronarianas

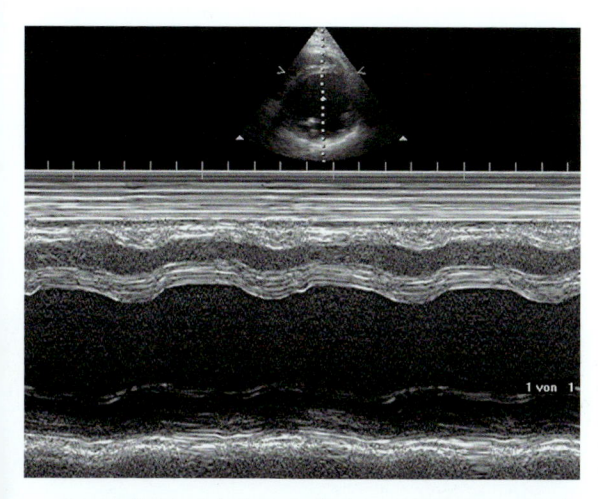

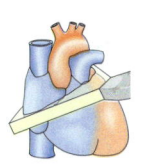

O modo M do ventrículo esquerdo documenta tanto a contração sistólica diminuída...

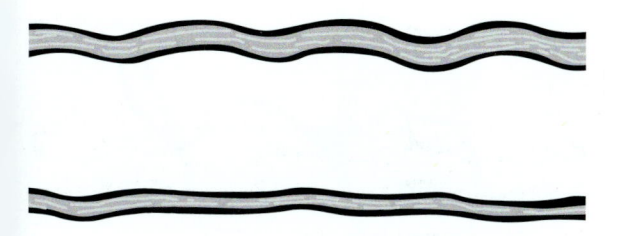

...como o diâmetro aumentado do ventrículo esquerdo.

Cardiomiopatia isquêmica

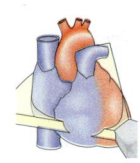

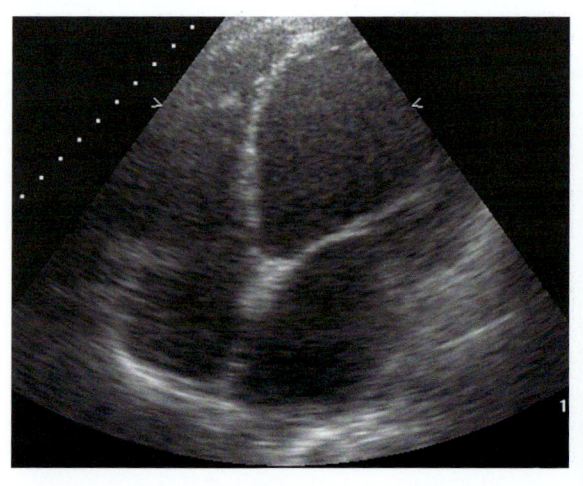

As contrações ventriculares são analisadas nos planos de corte apicais,

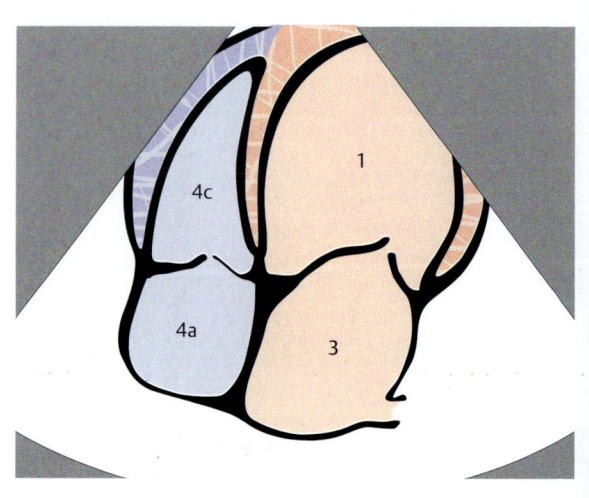

...nos quais é difícil diferenciar o miocárdio infartado do miocárdio sadio, devido à redução geral da contratilidade.

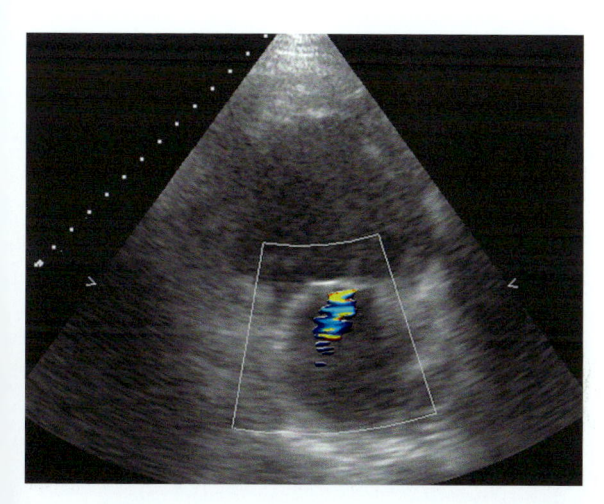

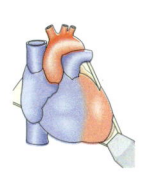

Doenças cardíacas coronarianas Cardiomiopatia isquêmica: Doppler colorido

Devido à dilatação do ventrículo esquerdo, visualiza-se uma insuficiência mitral,

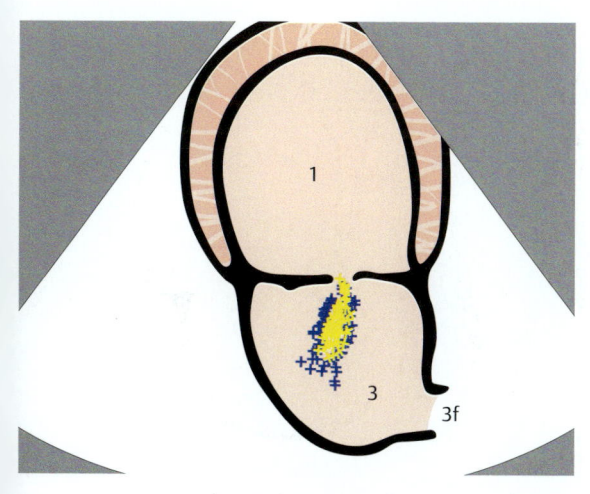

...que geralmente é pequena e não apresenta relevância hemodinâmica.

Cardiomiopatia dilatada

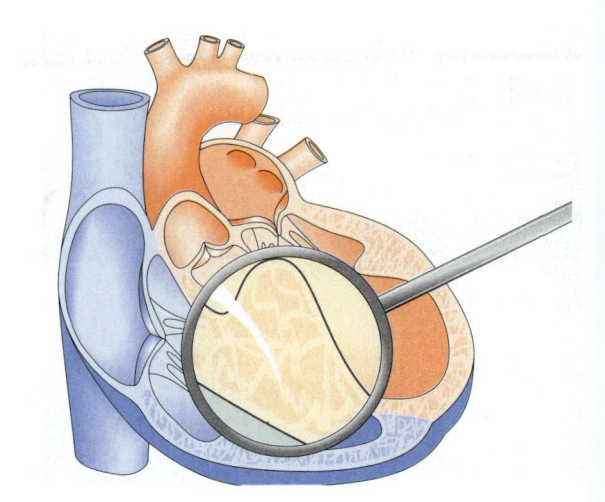

Doença cardíaca difusa por cardiomiopatia dilatada...

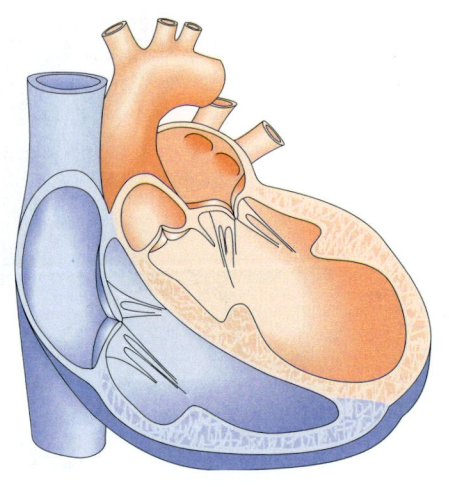

...com dilatação característica de todas as câmaras cardíacas.

Cardiomiopatias

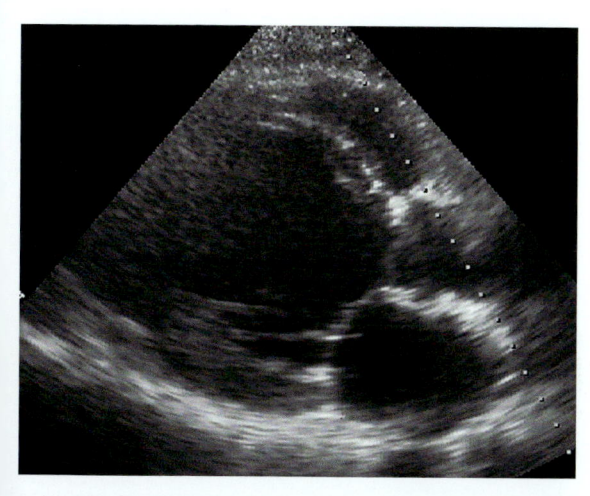

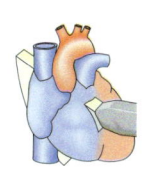

O diâmetro do ventrículo esquerdo dilatado e o do átrio esquerdo são preferencialmente determinados no eixo paraesternal longo.

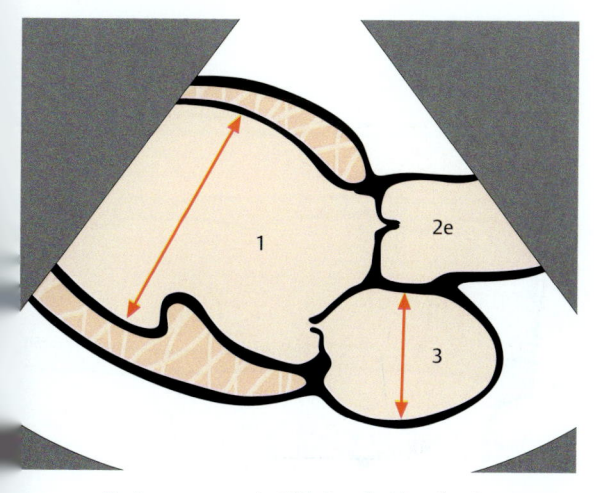

Destacam-se a contratilidade reduzida e, freqüentemente, taquicardia.

Cardiomiopatia dilatada: modo M

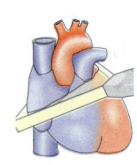

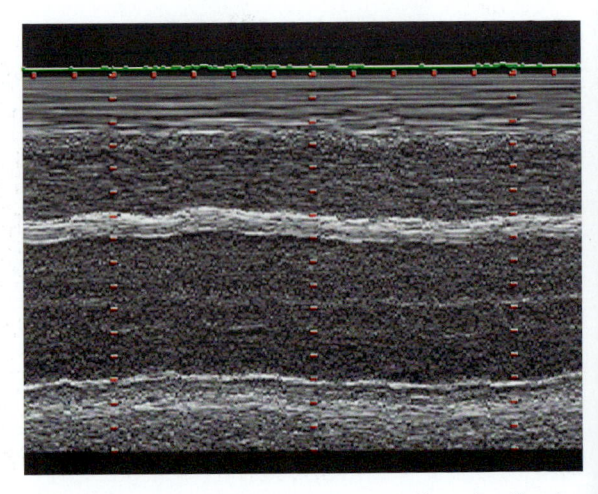

No modo M, são determinados os diâmetros sistólico e diastólico do ventrículo esquerdo.

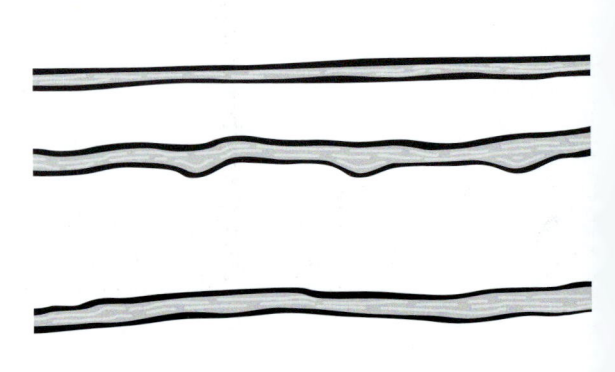

A redução da função ventricular esquerda é documentada pela quase ausência de movimento sistólico.

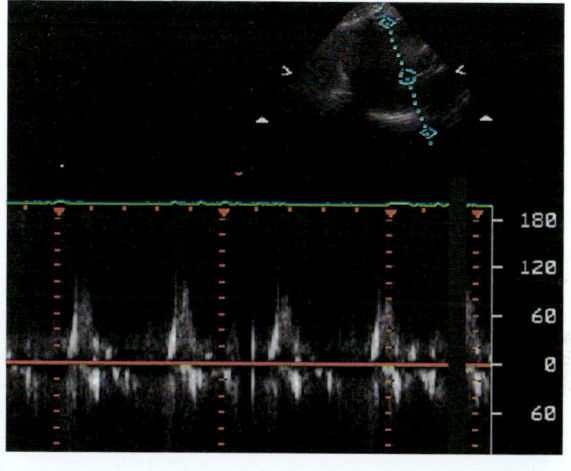

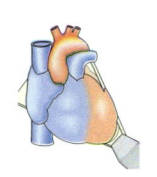

Cardiomiopatias
Cardiomiopatia dilatada: Doppler

O Doppler pulsado da valva mitral mostra taquicardia e fluxo com velocidades reduzidas,

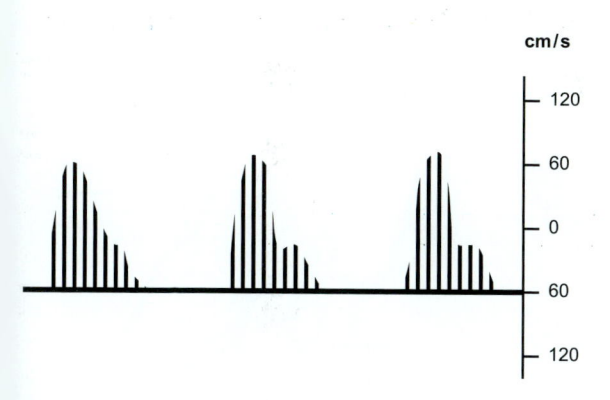

...que são a expressão de volume sistólico reduzido.

Cardiomiopatia dilatada: Doppler colorido

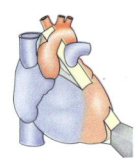

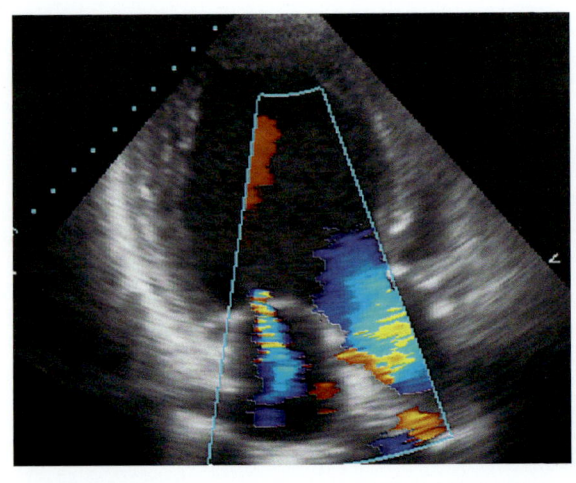

Freqüentemente identifica-se uma insuficiência mitral (relativa), em função da dilatação,

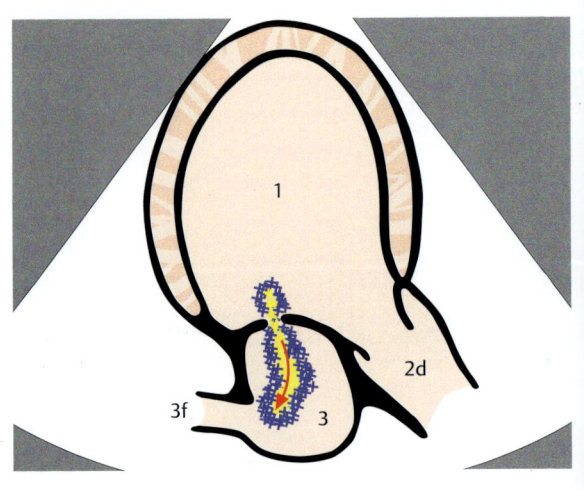

...que geralmente é reduzida. Em insuficiências mitrais de alto grau, recomenda-se exame complementar transesofágico.

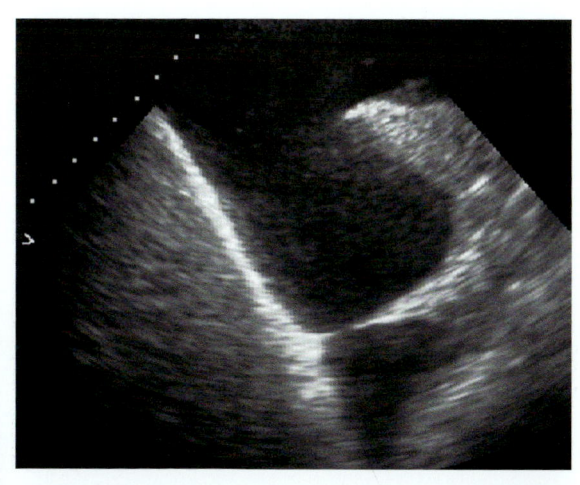

Cardiomiopatias — **Cardiomiopatia dilatada: complicações** 163

Com a alteração na função de bombeamento pode-se desenvolver derrame pleural.

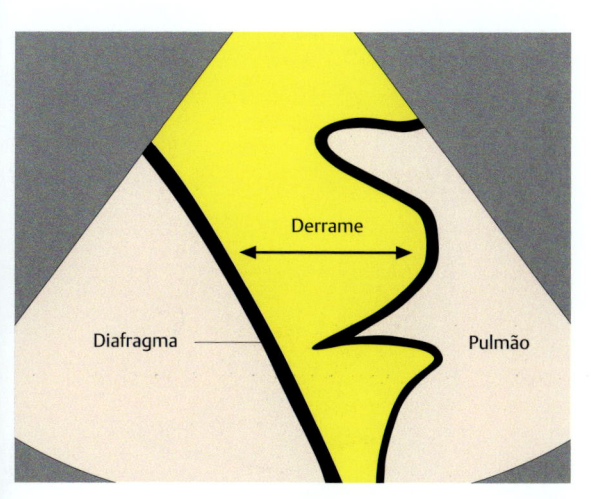

Este é visualizado, com o paciente em decúbito dorsal, na linha axilar posterior.

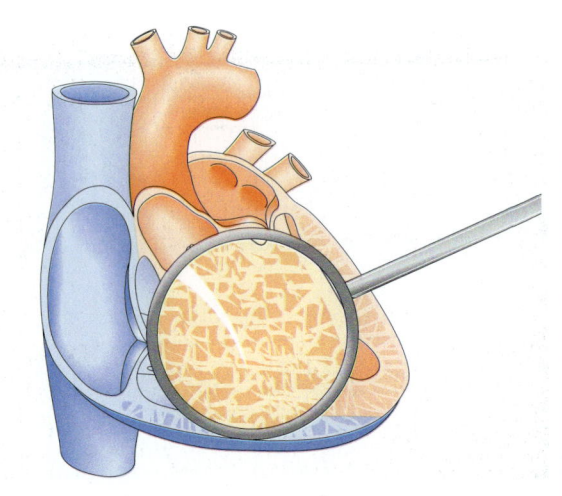

Cardiomiopatia hipertrófica obstrutiva (CMHO)

Hipertrofia isolada do septo interventricular...

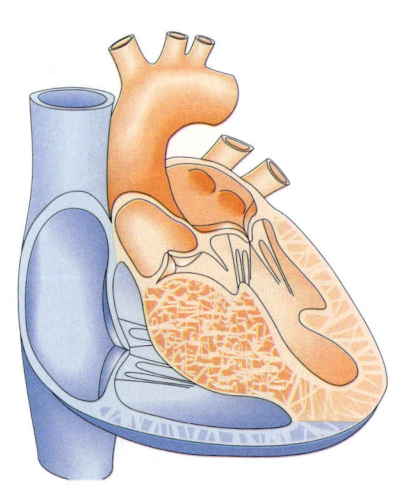

...com limitação do fluxo sistólico da câmara esquerda.

Cardiomiopatias

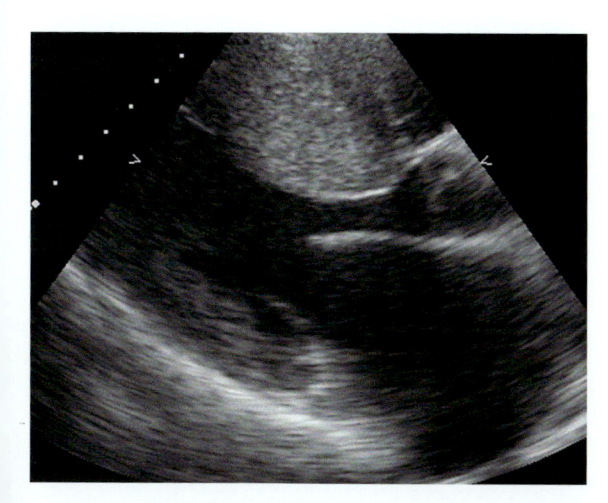

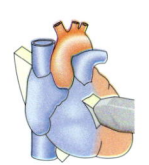

A hipertrofia do septo aparece na janela paraesternal...

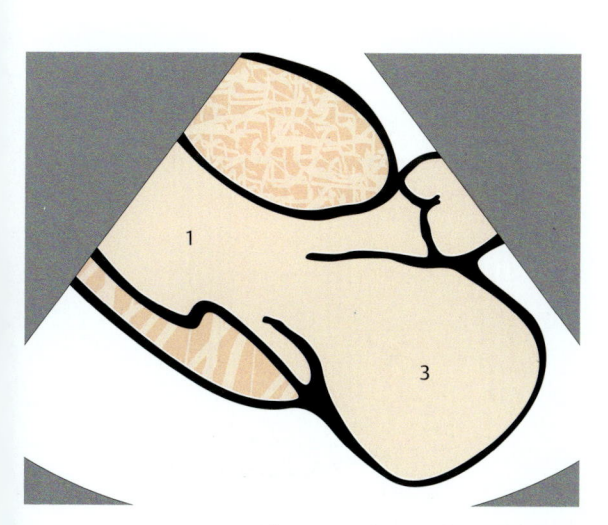

...representada como "inchaço em forma de balão".

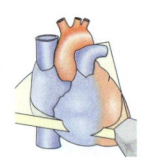

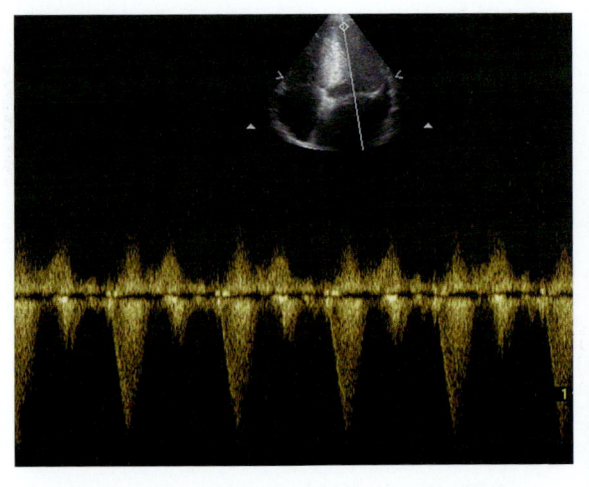

Cardiomiopatia hipertrófica obstrutiva: Doppler

A mensuração pelo Doppler contínuo é feita na via de saída do ventrículo esquerdo, nas imagens apicais de três e cinco câmaras.

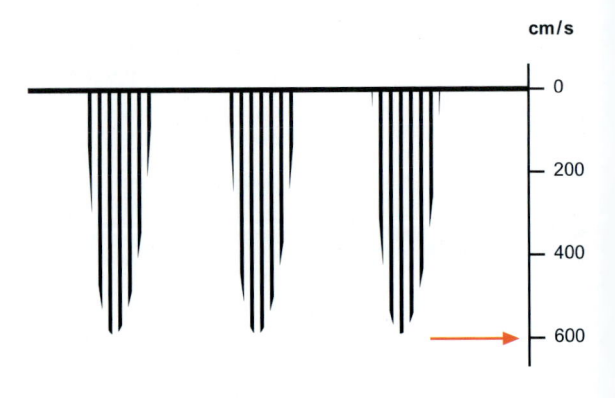

Como expressão da obstrução do fluxo, visualiza-se um gradiente em forma de V.

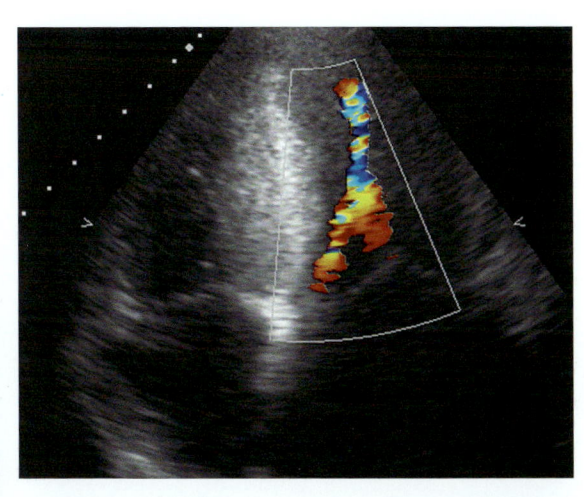

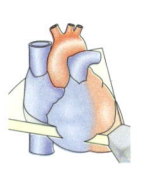

Cardiomiopatias   **Cardiomiopatia hipertrófica obstrutiva: Doppler colorido**

No Doppler colorido observa-se o fluxo infundibular acelerado, junto ao septo hipertrofiado.

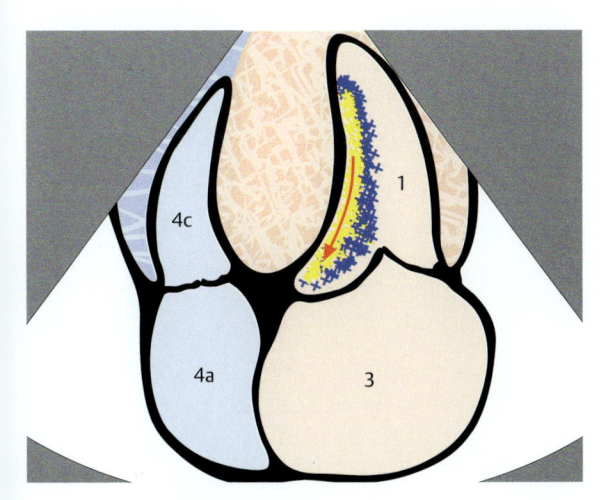

A quantificação (gradiente de pressão em repouso e após manobras de provocação) é realizada através do Doppler contínuo.

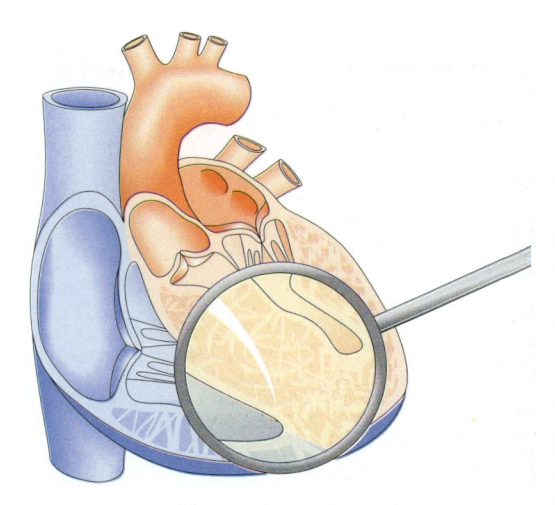

Cardiomiopatia hipertrófica não-obstrutiva (CMHNO)

O espessamento anormal da musculatura atinge toda a massa ventricular...

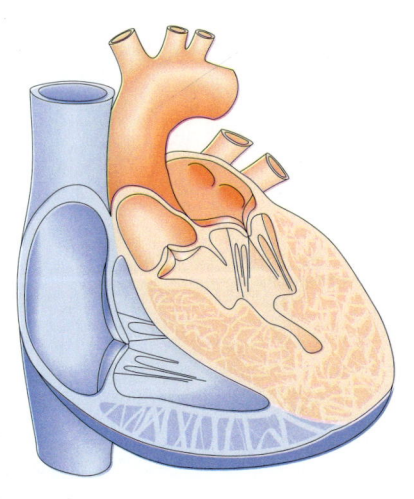

...e leva à redução da cavidade.

Cardiomiopatias

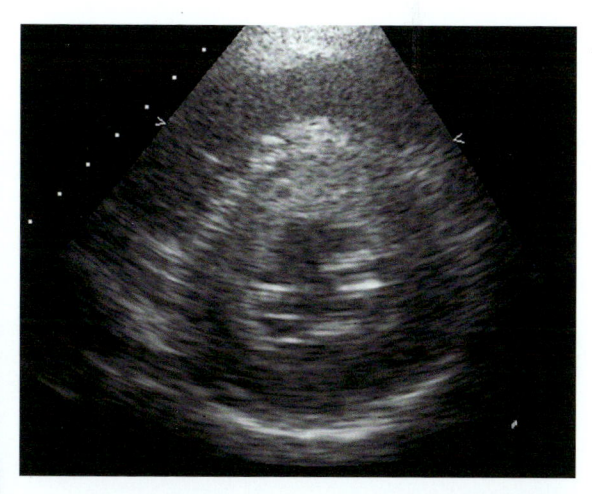

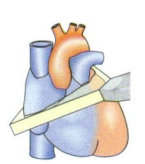

Em corte transversal, visualiza-se uma hipertrofia uniforme...

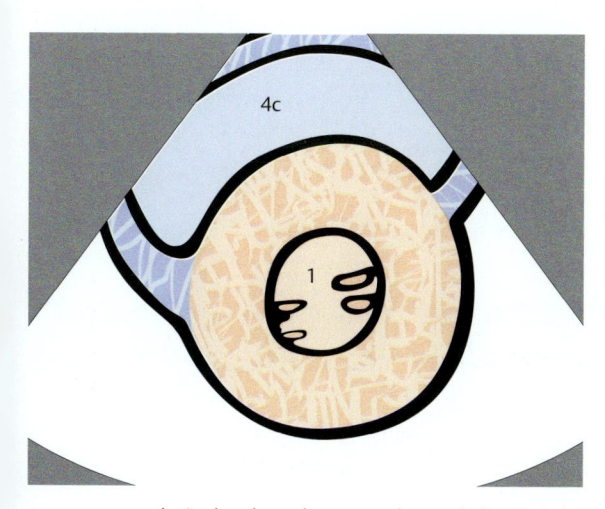

...com redução do volume de repouso do ventrículo esquerdo.

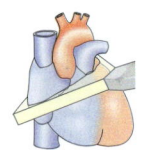

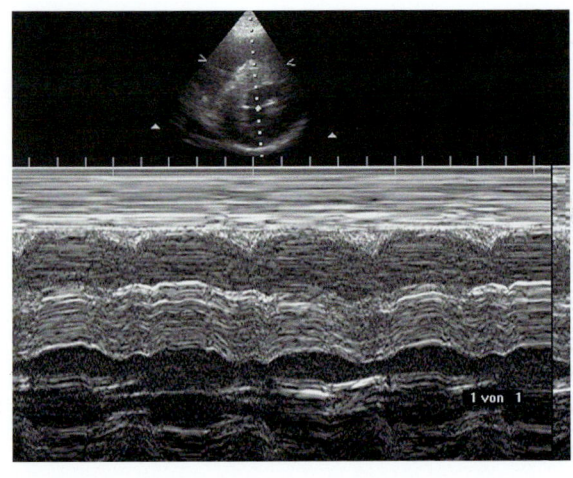

Cardiomiopatia hipertrófica não-obstrutiva: modo M

O modo M mostra a hipertrofia das paredes anterior e posterior com...

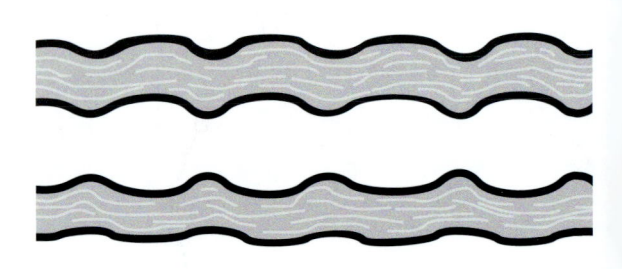

...redução da amplitude sistólica.

Cardiomiopatias | **CMHNO: Doppler colorido** | 171

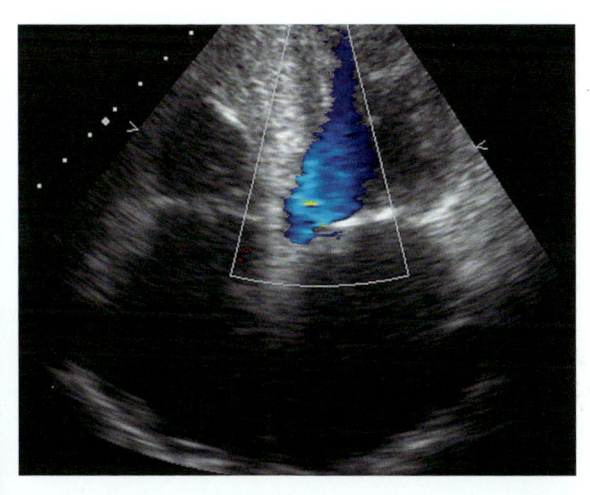

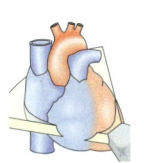

Não há, no Doppler colorido, aceleração do fluxo sistólico...

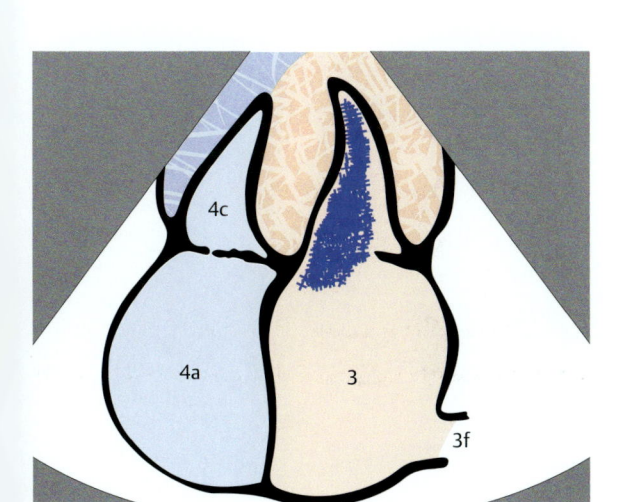

...comprovando a ausência de obstrução.

Bioprótese aórtica

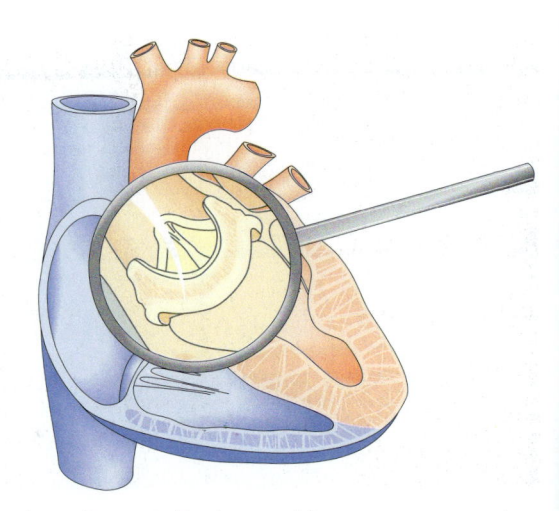

> Bioproteses são constituídas de um anel de sutura com suportes de retenção, de pericárdio ou de valvas aórticas de suíno, aplicadas sobre a valva lesada.

> Como resíduo da deformação aórtica causada pela cirurgia, surge, no pós-operatório, uma hipertrofia ventricular esquerda, que retrocede com a evolução.

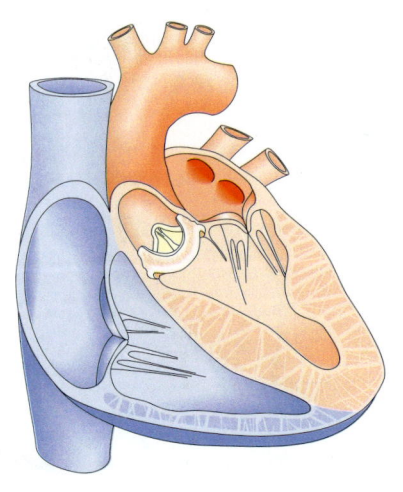

Próteses valvares

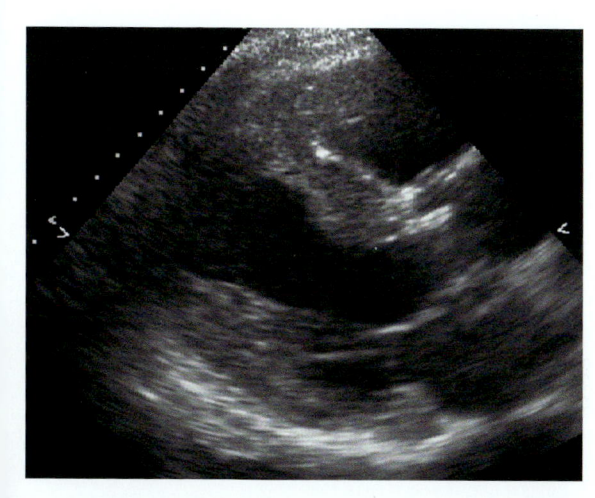

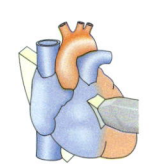

O anel de fixação da bioprótese apresenta-se hipoecogênico.

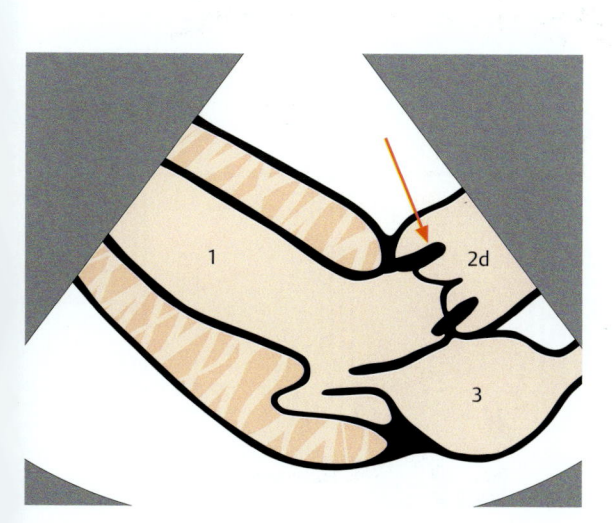

A visualização das valvas aórticas é limitada na janela paraesternal.

Bioprótese aórtica: Doppler

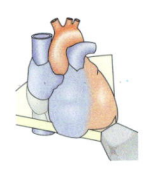

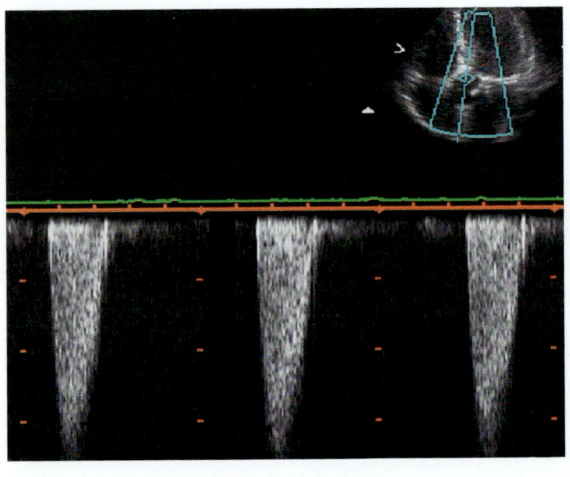

O Doppler contínuo representa o padrão de fluxo em forma de U,

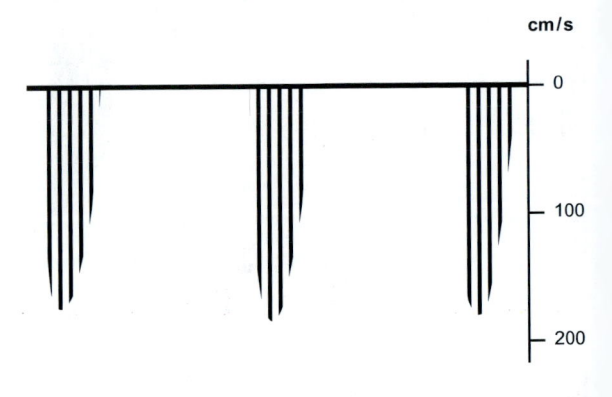

...que é idêntico ao de uma valva aórtica nativa.

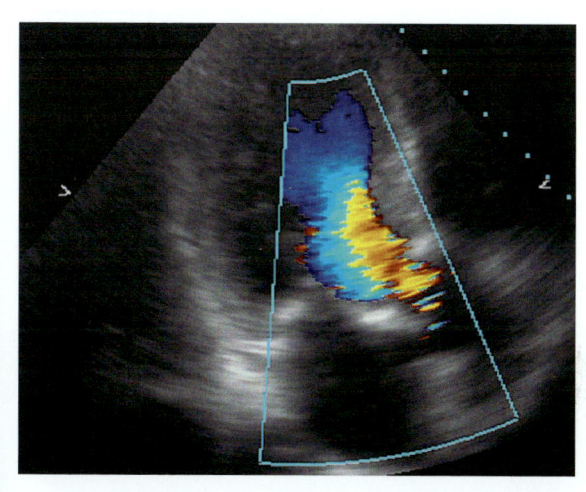

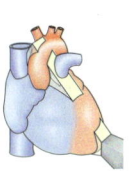

Próteses valvares — **Bioprótese aórtica: Doppler colorido** — 175

O Doppler colorido pode mostrar uma aceleração de fluxo sobre a valva,

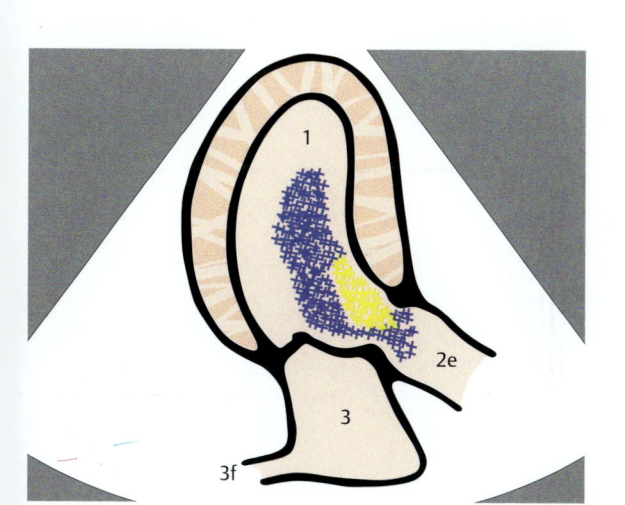

...que, embora seja freqüentemente identificada, não corresponde a uma degeneração.

Prótese aórtica sintética

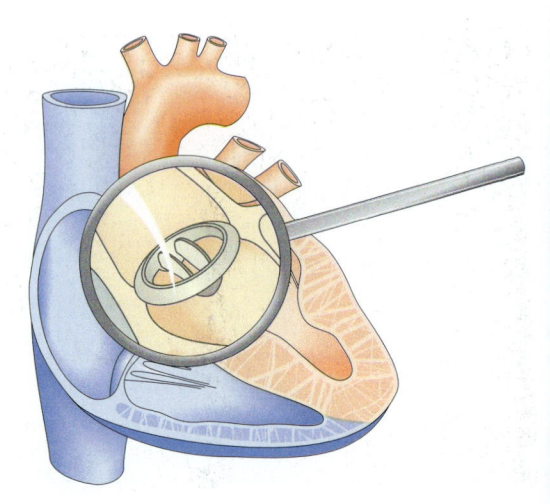

As próteses sintéticas utilizadas atualmente são constituídas de um anel de fixação e uma valva de duas cúspides.

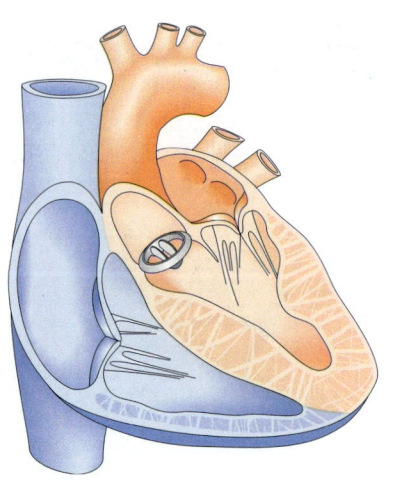

No pós-operatório imediato, ocorre ainda uma hipertrofia ventricular esquerda, que comumente retrocede com a evolução.

Próteses valvares

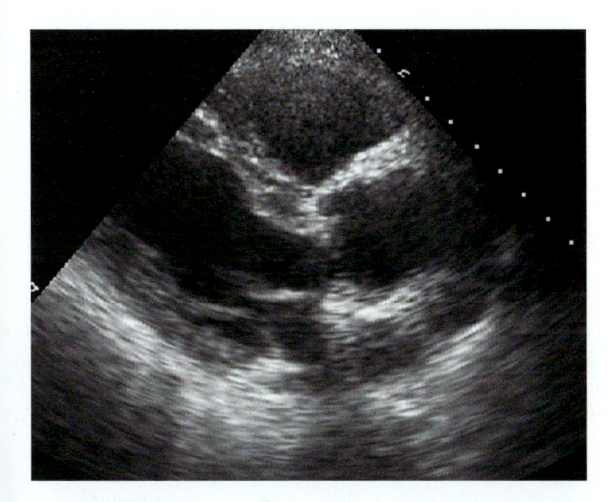

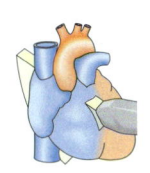

Na janela paraesternal longa, visualiza-se artefato de superposição na cúspide valvar.

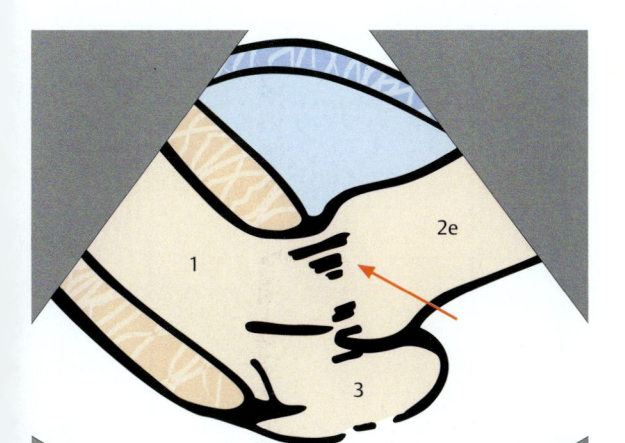

Devido aos artefatos ecográficos, a delimitação das estruturas valvares é prejudicada.

Prótese aórtica sintética: Doppler

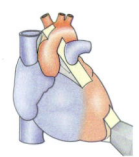

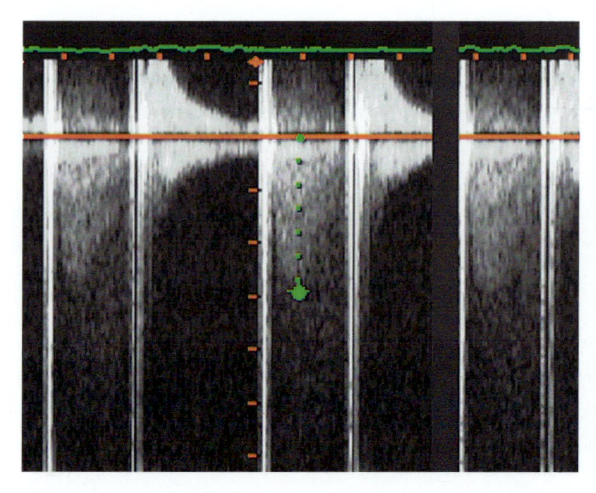

Observam-se, no Doppler contínuo transaórtico, típicos "clicks" proto e telessistólicos, provocados pelas cúspides sintéticas.

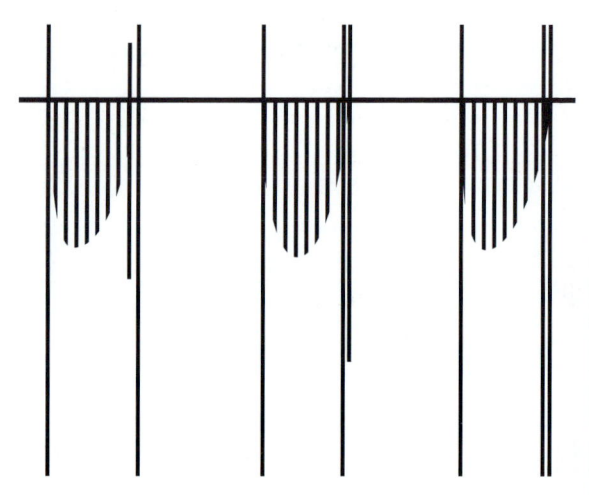

Geralmente ocorre uma aceleração de fluxo de cerca de 2 m/s na valva. Este valor depende do tipo e do tamanho da valva.

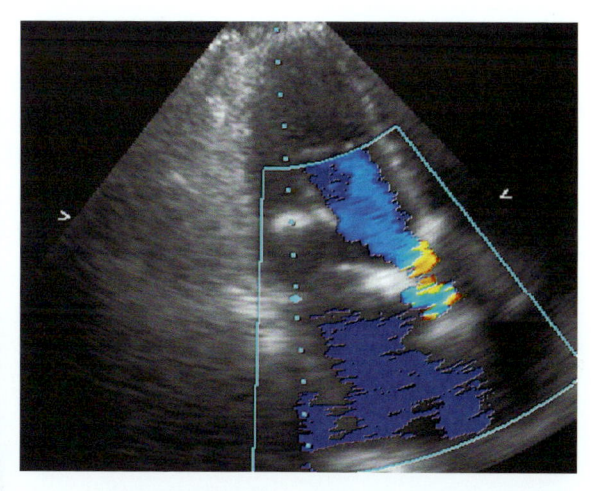

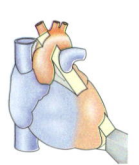

Próteses valvares **Prótese aórtica sintética: Doppler colorido** 179

O Doppler colorido mostra uma aceleração de fluxo típica...

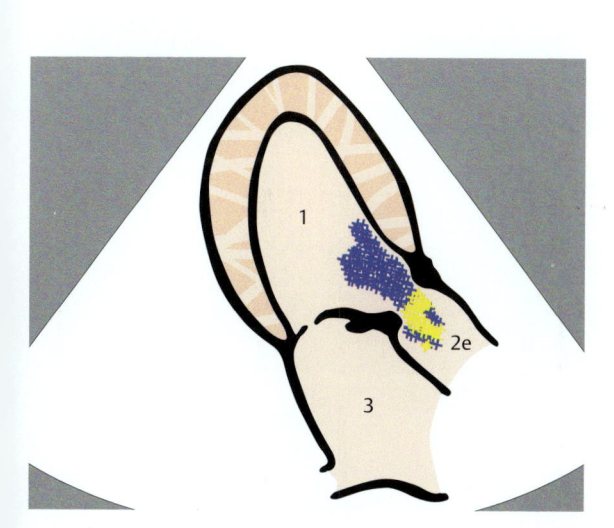

...que não é considerada patológica.

Prótese mitral sintética

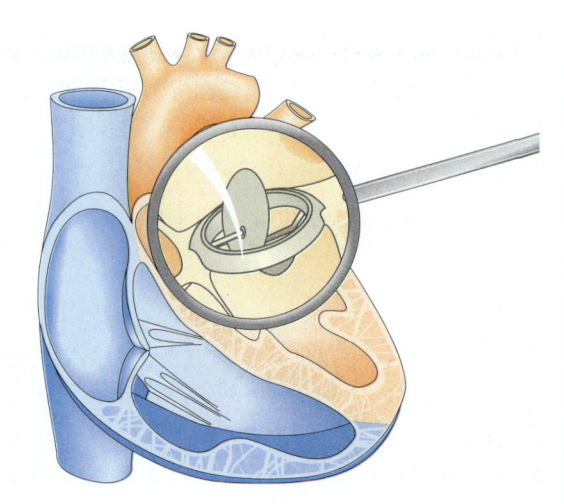

A prótese sintética na posição mitral é composta por um anel de fixação e uma valva formada por uma cúspide basculante.

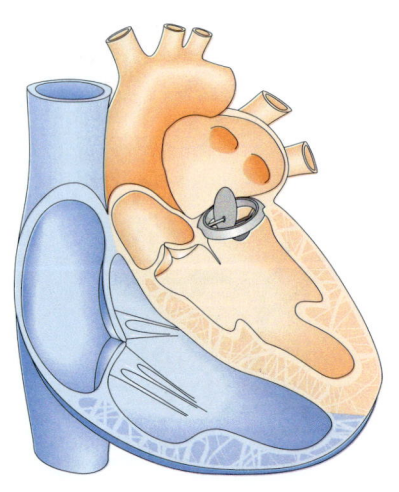

Uma dilatação atrial esquerda ocorre freqüentemente e expressa a sobrecarga precedente no átrio esquerdo através do defeito mitral.

Próteses valvares

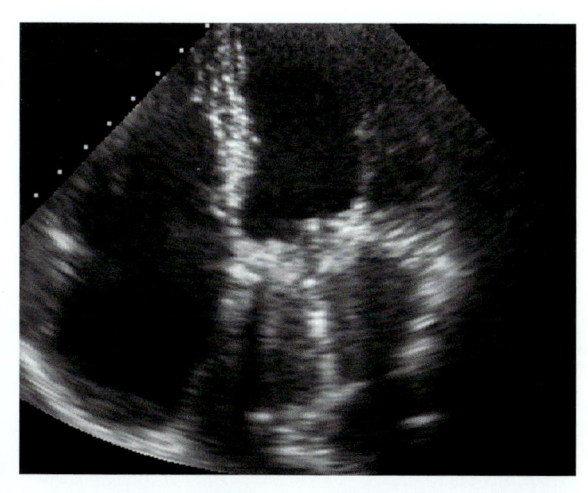

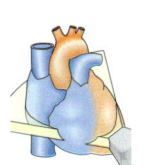

Artefatos ecográficos pronunciados devido à valva sintética dificultam a avaliação das estruturas individuais.

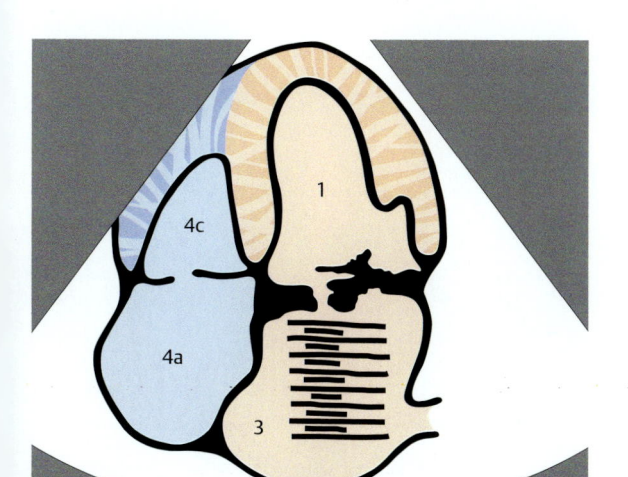

A individualização do átrio esquerdo, especialmente nos planos apicais, é prejudicada por tais artefatos.

Prótese mitral sintética: Doppler

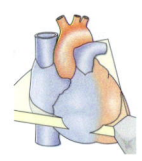

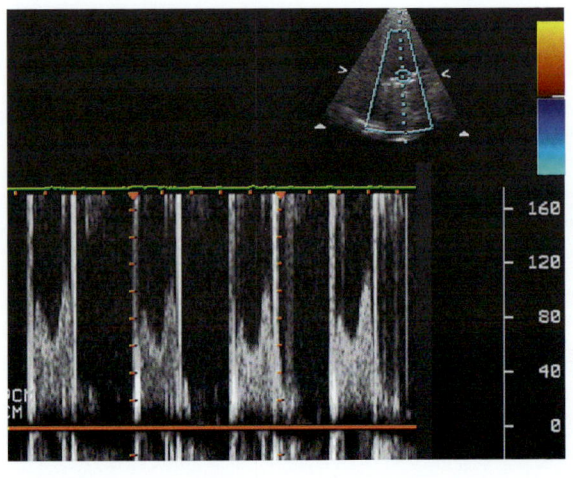

"Clicks" proto e telediastólicos marcam o movimento da valva monocúspide.

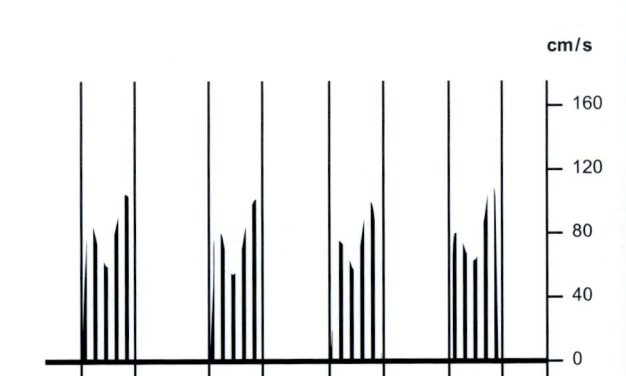

A imagem do Doppler contínuo mostra o padrão de fluxo típico, inferindo função valvar apropriada.

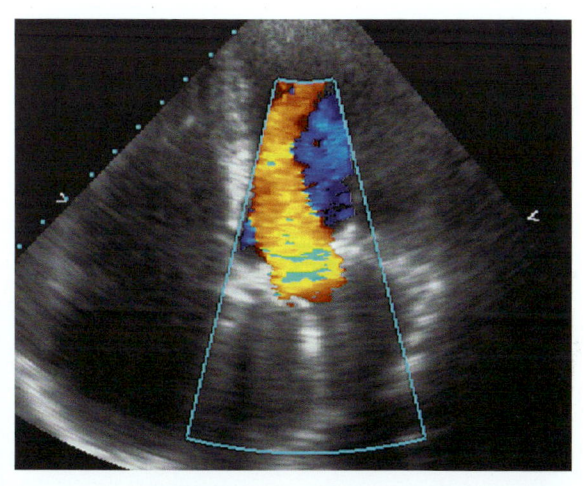

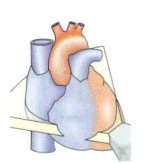

Próteses valvares | **Prótese mitral sintética: Doppler colorido** | 183

O fluxo através da prótese sintética é adequadamente documentado no Doppler colorido, mas o átrio esquerdo não é visualizado.

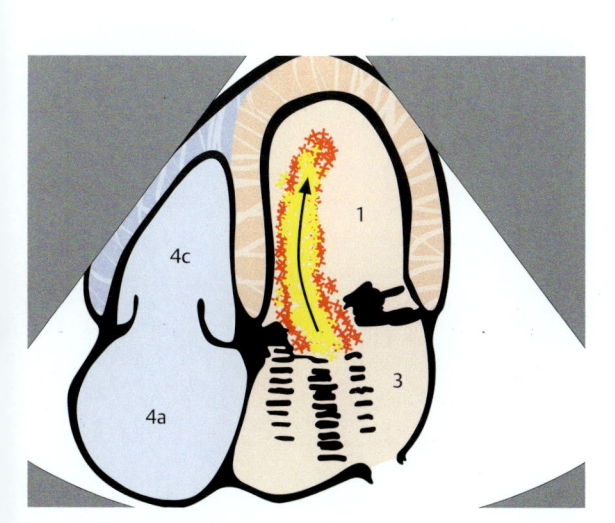

Na suspeita de uma insuficiência relevante, deve-se realizar um exame transesofágico.

Prótese mitral em anel

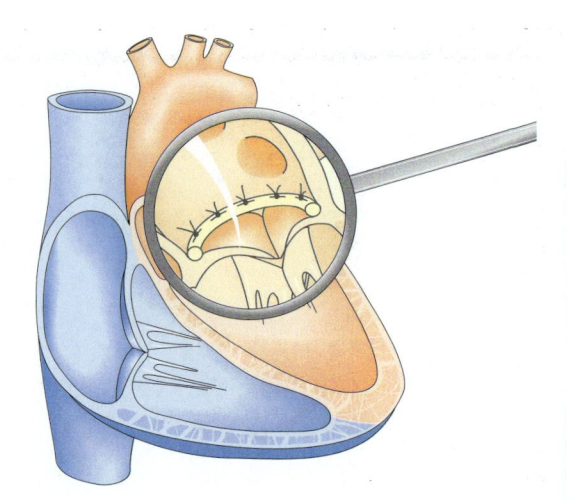

Cúspides insuficientes podem ser fixadas através da sutura de um anel sintético no anel valvar.

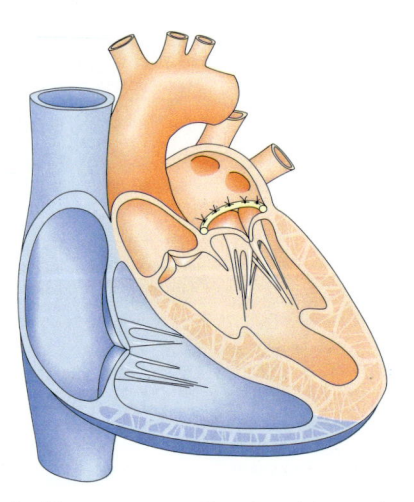

Com freqüência ocorre uma dilatação atrial esquerda; eventualmente, manifestam-se sinais de sobrecarga cardíaca direita.

Próteses valvares

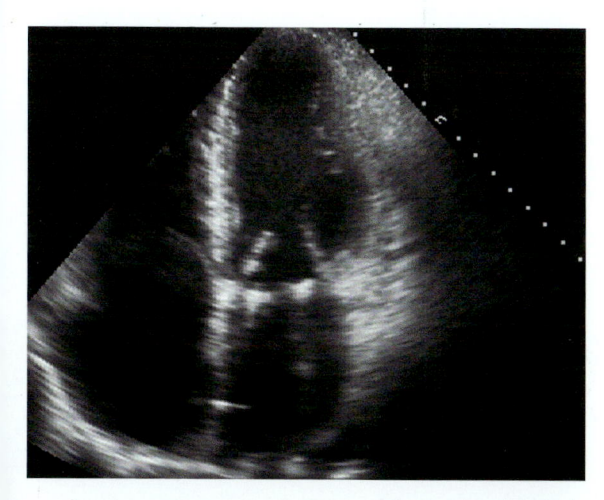

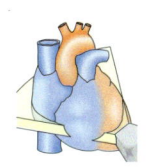

O anel apresenta-se como imagem ecogênica na área da base da valva mitral...

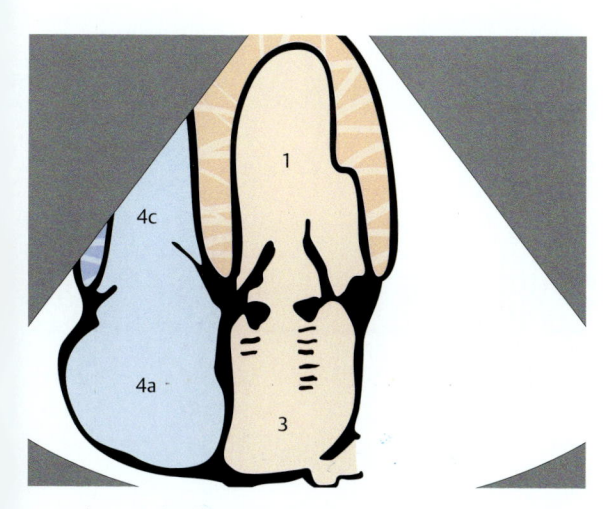

...e pode ser confundido com esclerose do anel da valva mitral nativa.

Prótese mitral em anel: Doppler

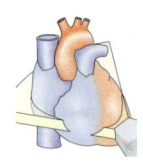

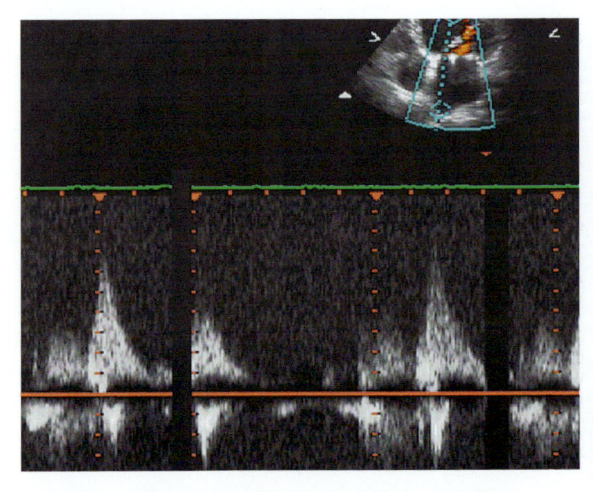

O Doppler contínuo transmitral, na janela apical, mostra fluxo adequado no ventrículo esquerdo, sem componente estenótico.

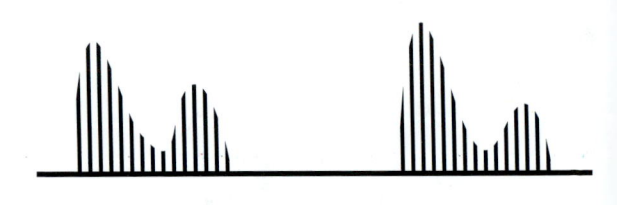

Uma insuficiência pode ser detectada, mas deve também ser diagnosticada por Doppler colorido.

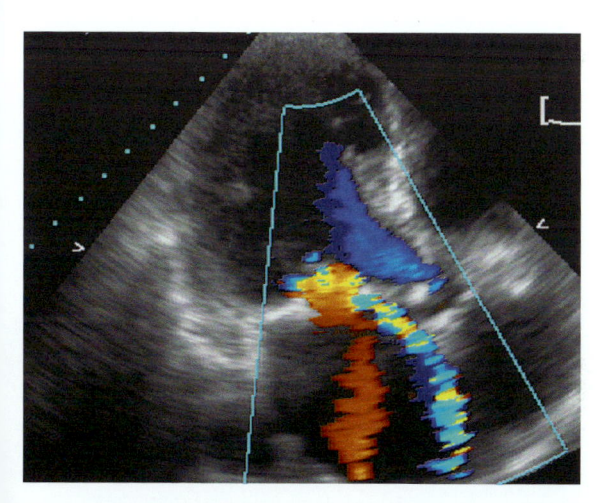

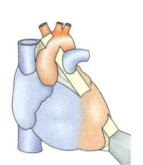

Próteses valvares **Prótese mitral em anel: Doppler colorido** 187

Com Doppler colorido pode ser descoberta uma insuficiência residual,

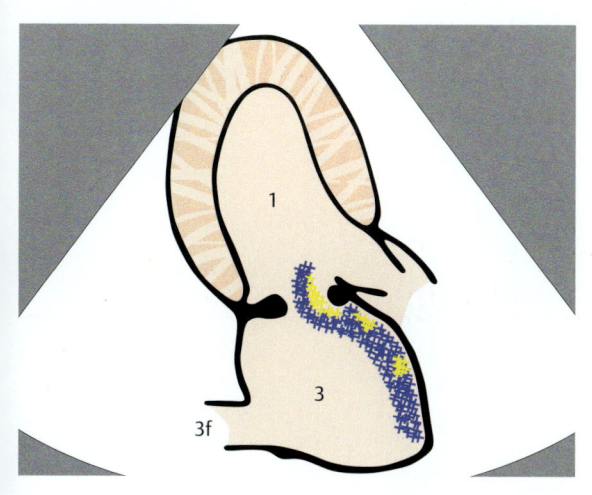

...na qual o jato corre de forma excêntrica.

Endocardite de valva mitral

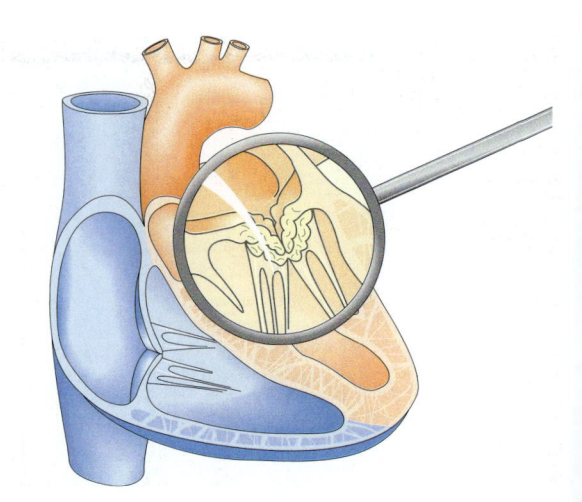

Valva mitral com alteração infecciosa com vegetações típicas na borda.

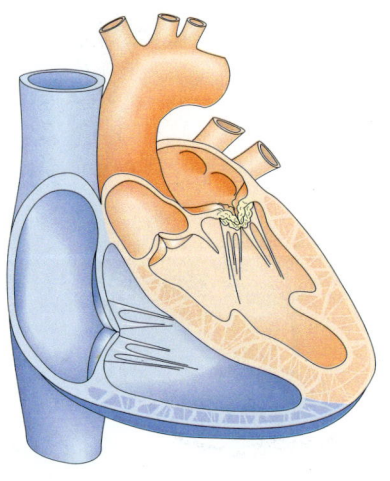

A insuficiência mitral resultante pode levar à dilatação do átrio esquerdo e ao aumento do coração direito.

Cardites

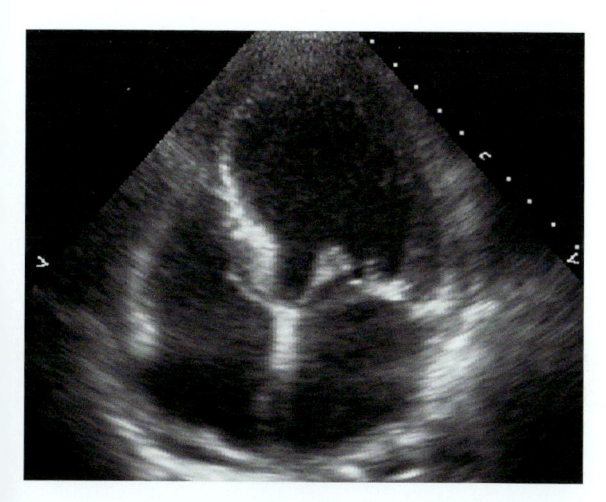

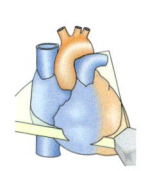

Vegetações de endocardite com deposições polipóides...

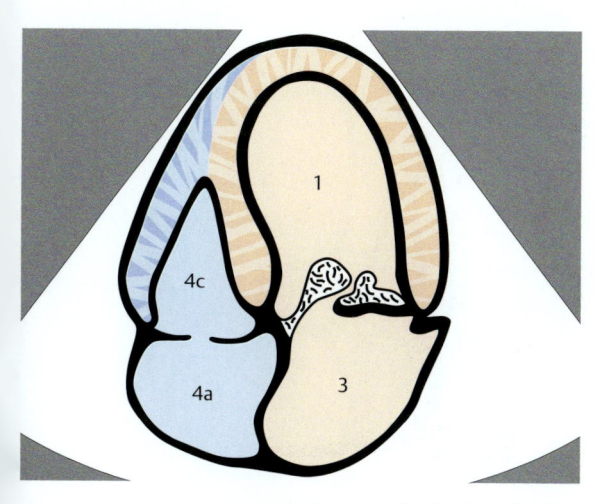

...principalmente nas bordas livres da valva.

Endocardite de valva mitral

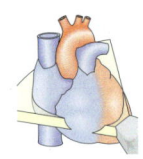

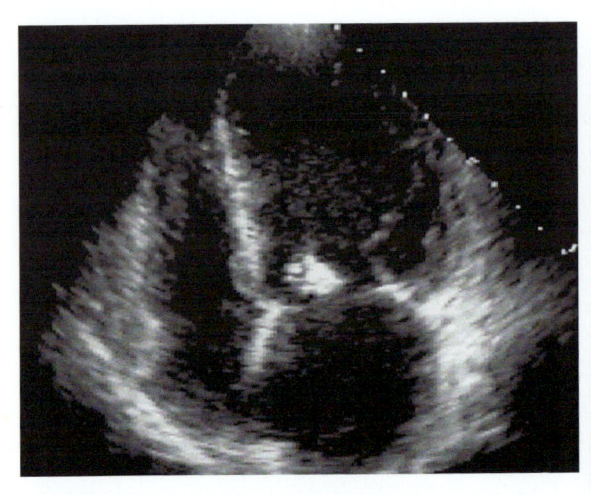

As vegetações de endocardite podem aparecer como estruturas hiperecogênicas, semelhantes a calcificações,

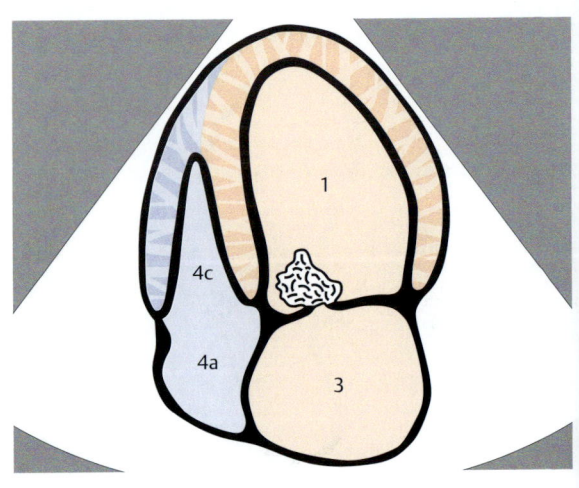

...mas apresentam alta mobilidade.

Cardites

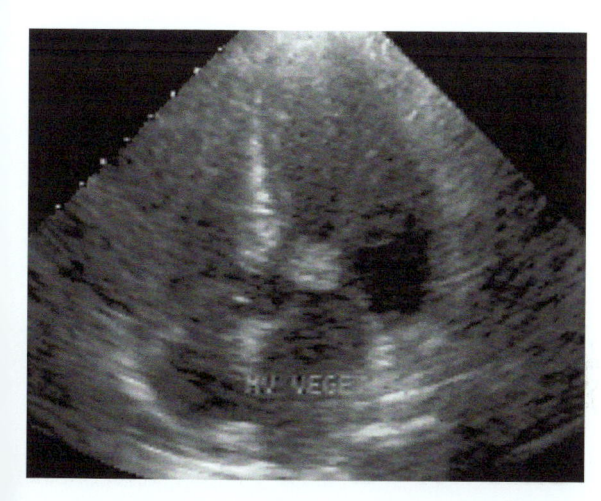

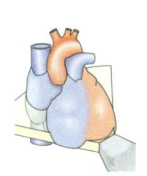

As vegetações polipóides...

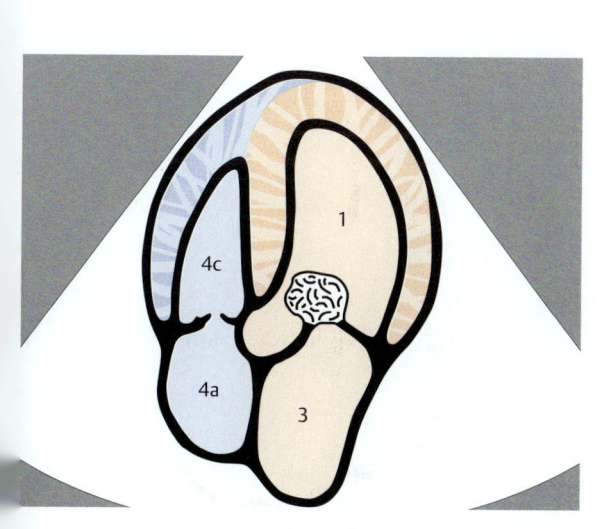

...podem ser fontes de embolia sistêmica.

Endocardite de valva aórtica

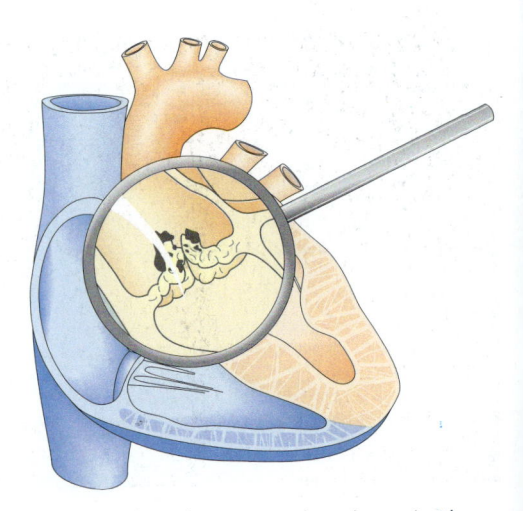

▶ Endocardites complicadas podem ocorrer sobretudo em cúspides valvares previamente lesadas.

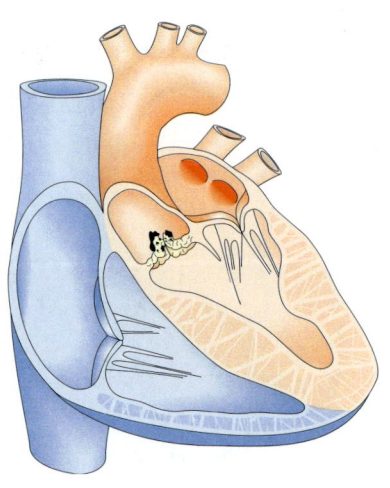

▶ Como na valva mitral, as bordas livres da valva são com freqüência atingidas.

Cardites

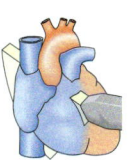

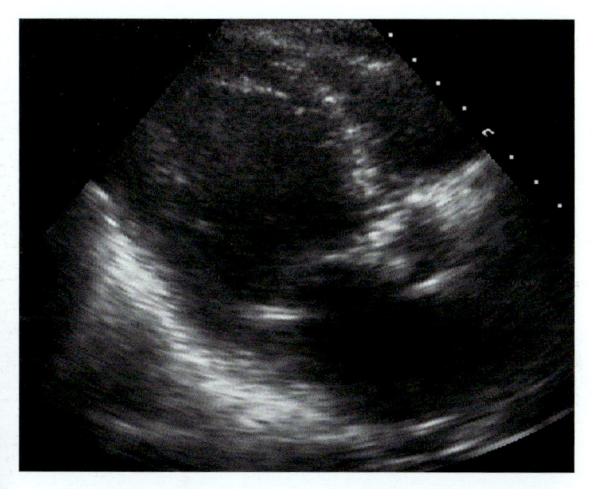

As valvas aórticas devem ser examinadas em todos os planos,

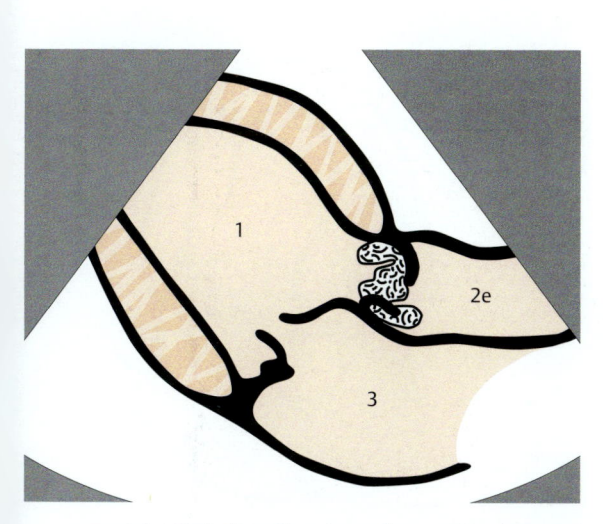

...mas a definição de alterações valvares degenerativas é em geral muito difícil.

Endocardite da valva aórtica

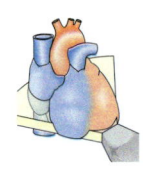

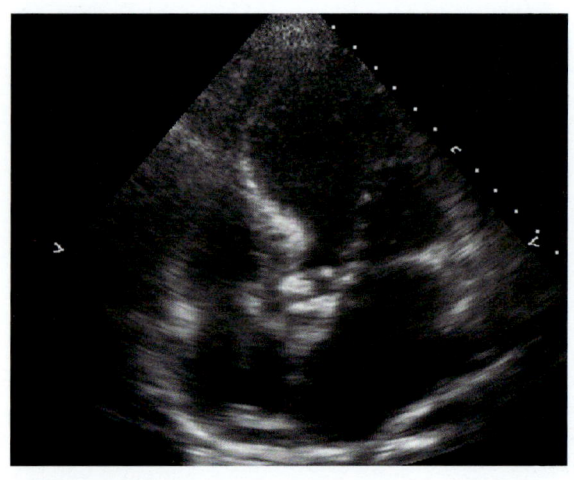

As vegetações da endocardite apresentam pronunciada mobilidade sistólica e diastólica,

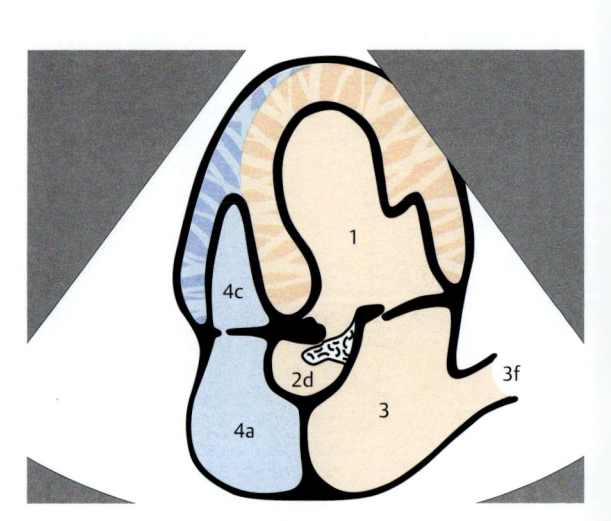

...a qual é menos evidente em comparação à endocardite da valva mitral, pois as cúspides são menores.

Cardites

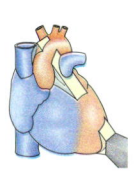

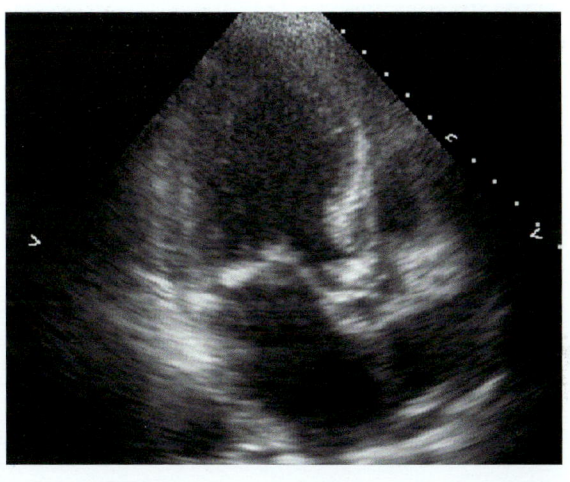

Na suspeita clínica, deve-se repetir tanto a ecocardiografia transtorácica como a transesofágica,

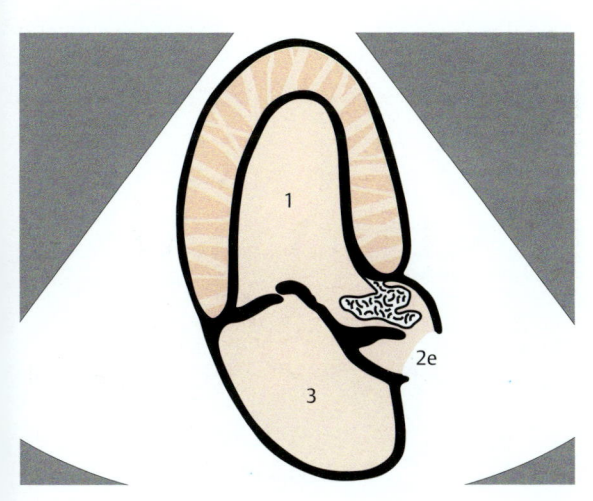

...cujo diagnóstico será confirmado de acordo com o aumento de tamanho das vegetações.

Derrame pericárdico

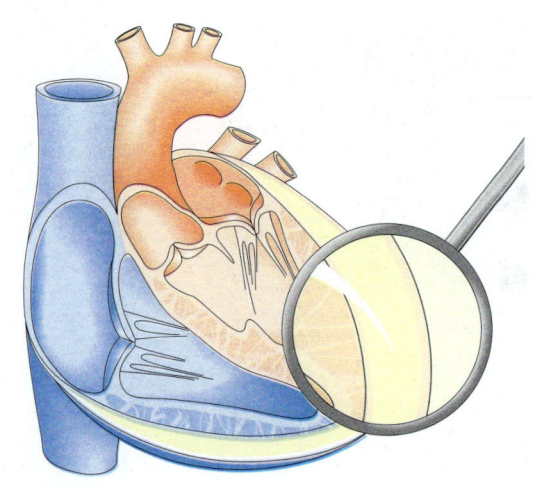

Separação do pericárdio por formação de derrame.

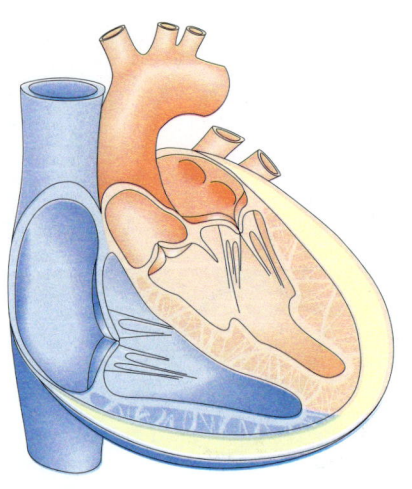

Ocorre uma compressão do ventrículo, com relevância hemodinâmica.

Cardites

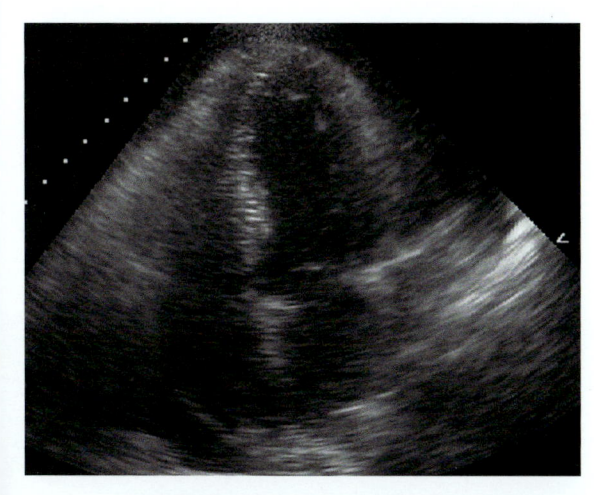

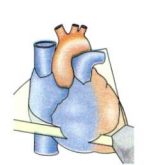

Derrames extensos, em especial quando crônicos, não necessariamente implicam distúrbio hemodinâmico.

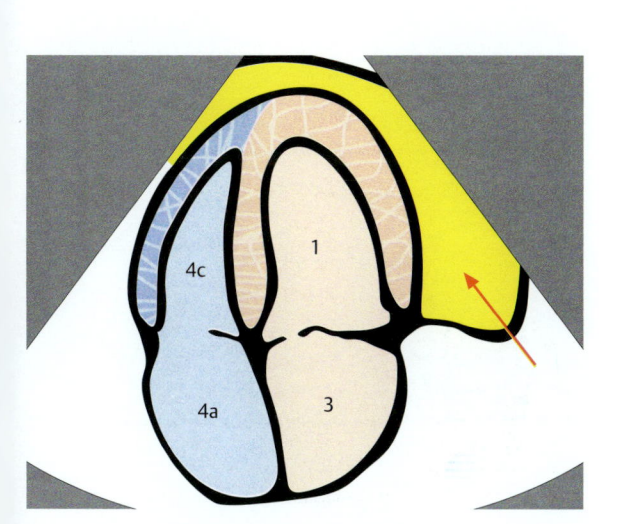

Na imagem bidimensional visualizam-se átrios e ventrículos com dimensões preservadas, o que não significa função adequada.

Derrrame pericárdico: modo M

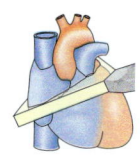

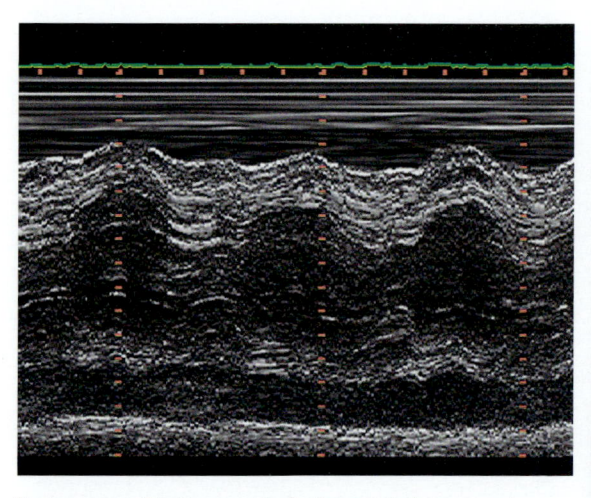

No derrame pericárdico sem relevância hemodinâmica encontra-se um diâmetro ventricular normal e...

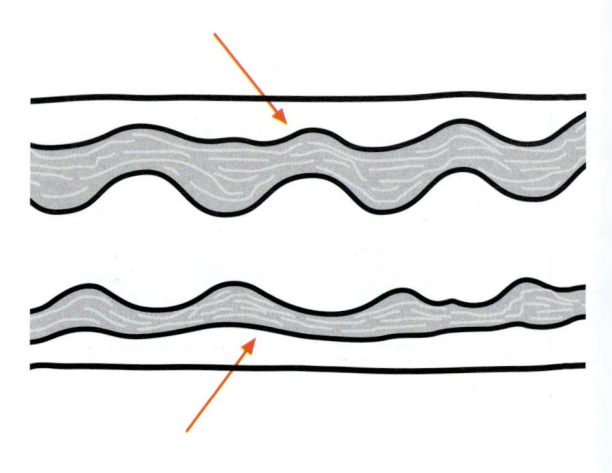

... uma contração sistólica normal.

Cardites
Tamponamento pericárdico: modo M

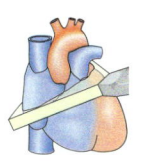

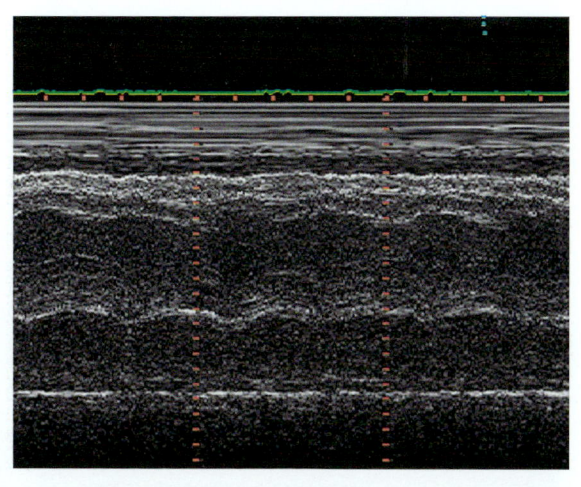

No tamponamento resultante de um derrame pericárdico, normalmente ocorre taquicardia e diâmetro ventricular reduzido,

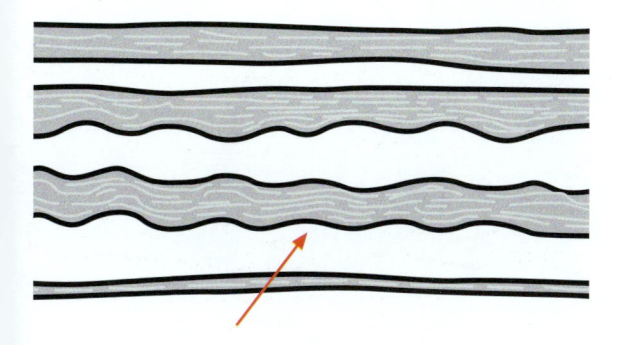

...além de contrações sistólicas reduzidas como expressão da obstrução do fluxo.

Tamponamento pericárdico

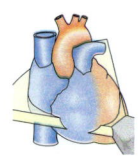

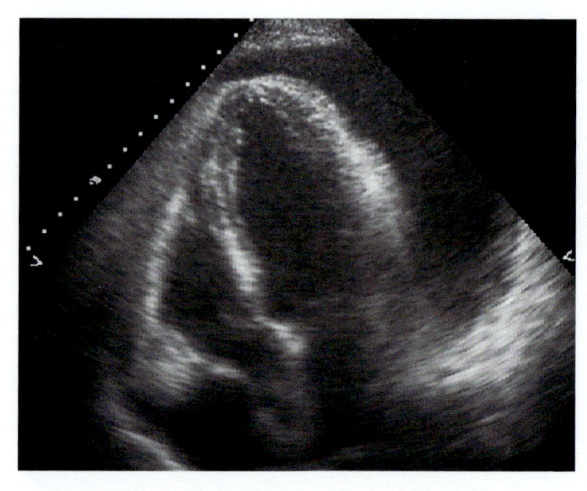

Na imagem bidimensional de tamponamento pericárdico, visualizam-se compressão dos ventrículos...

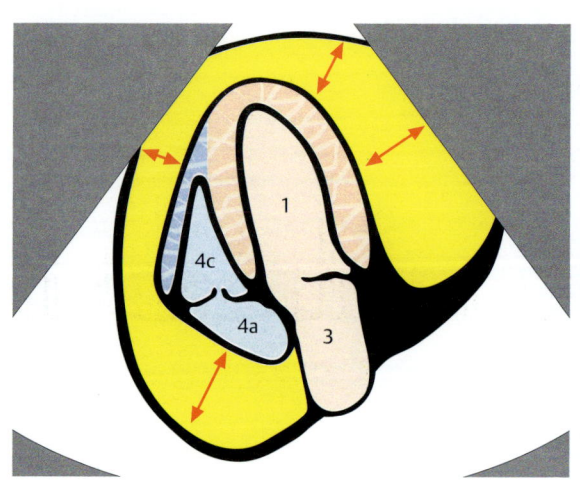

...e átrios pequenos.

Tamponamento pericárdico: Doppler

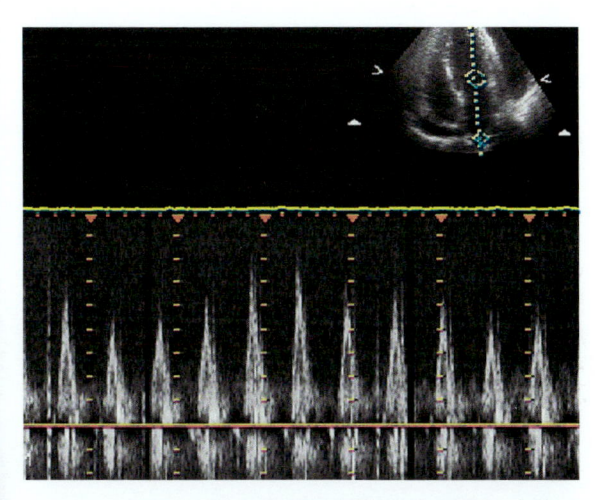

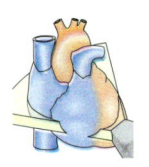

Tipicamente ocorre uma oscilação respiratória do fluxo intracardíaco, aqui do influxo transmitral,

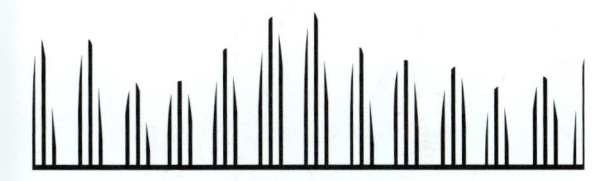

...como expressão de volumes de enchimento e sistólico diferentes, de acordo com a fase da respiração.

Defeito de septo atrial (DSA)

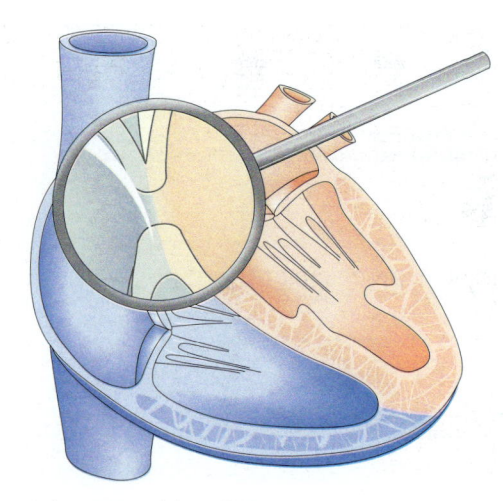

Defeito central em septo atrial com DSA II.

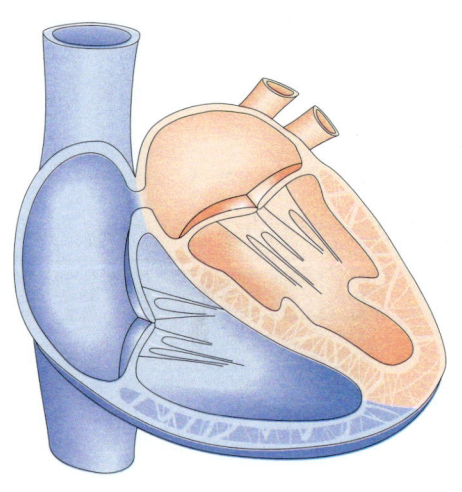

Em geral ocorre um *shunt* esquerdo-direito, que leva ao aumento do coração direito.

Defeitos septais

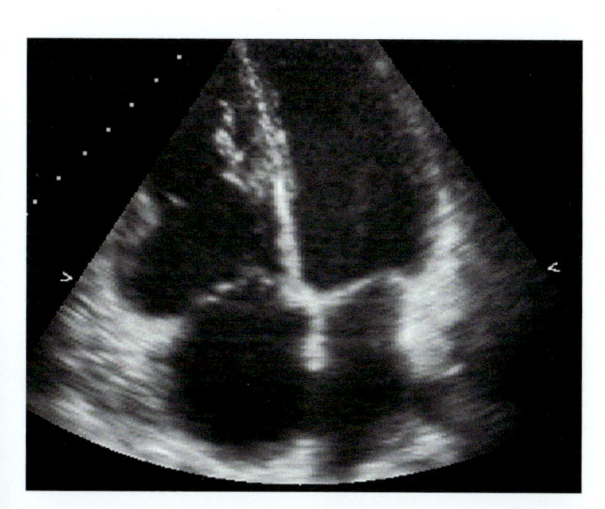

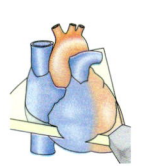

Indicativo de defeito septal na imagem bidimensional é o aumento significativo do coração direito.

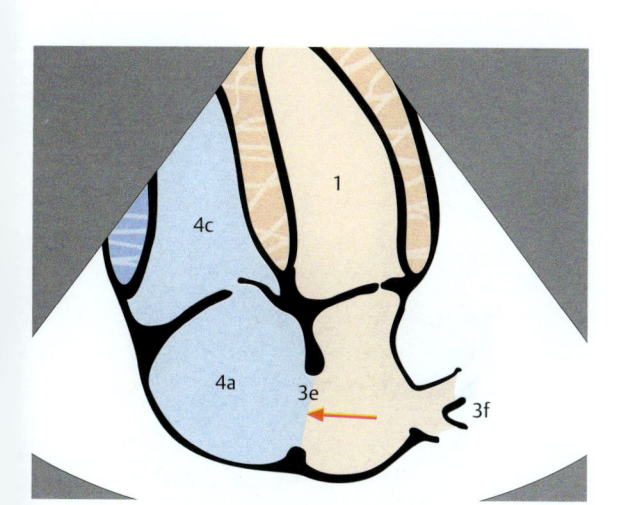

Entretanto, a representação defeituosa do septo atrial não pode ser comprovada, pois apresenta baixa reflexão nas janelas apicais.

Defeitos septais: Doppler colorido

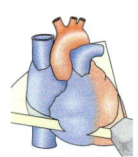

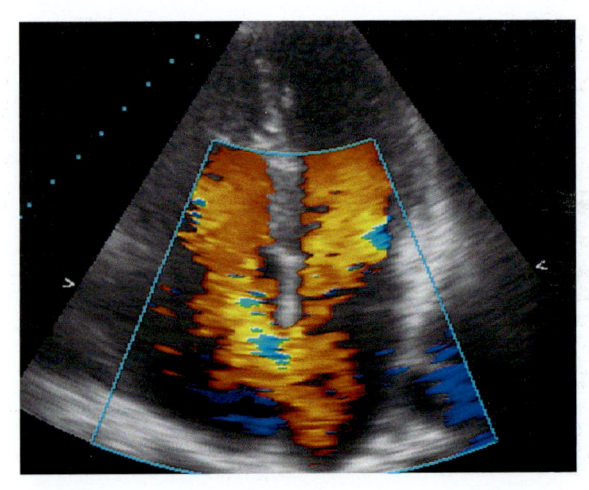

Em imagem transtorácica de qualidade, o *shunt* esquerdo-direito pode ser nitidamente visualizado.

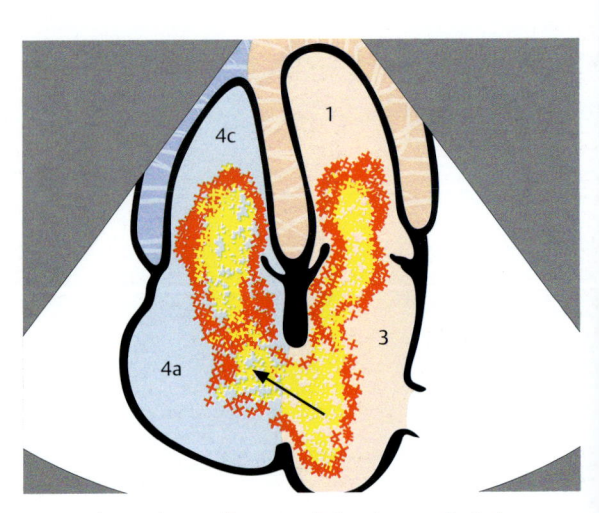

No caso de pressão semelhante nos átrios e imagem limitada, o exame transtorácico não é suficiente para exclusão de um DSA.

Defeitos septais

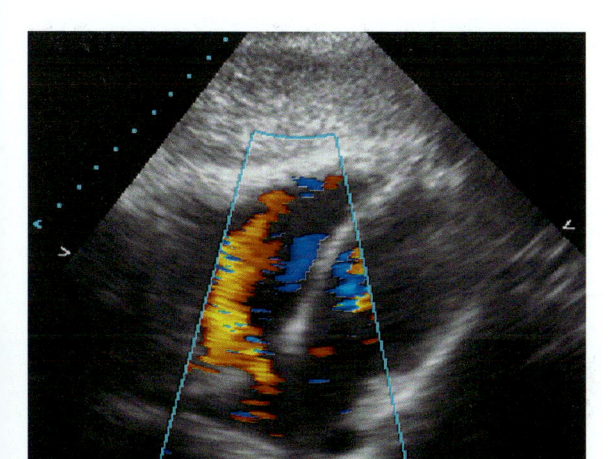

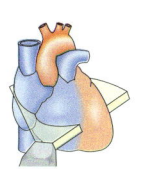

Em casos de suspeita relevante, deve-se buscar a visualização também através da janela subcostal,

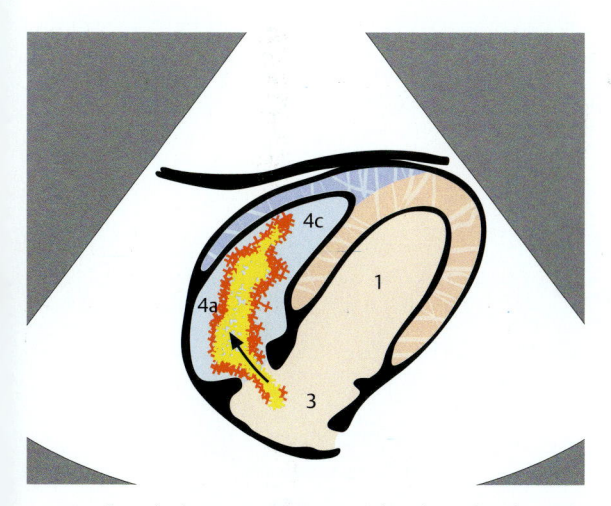

...pois o fluxo do *shunt* nesta imagem está dirigido em ângulo agudo para o transdutor, sendo, dessa forma, melhor determinado.

Defeito de septo ventricular (DSV)

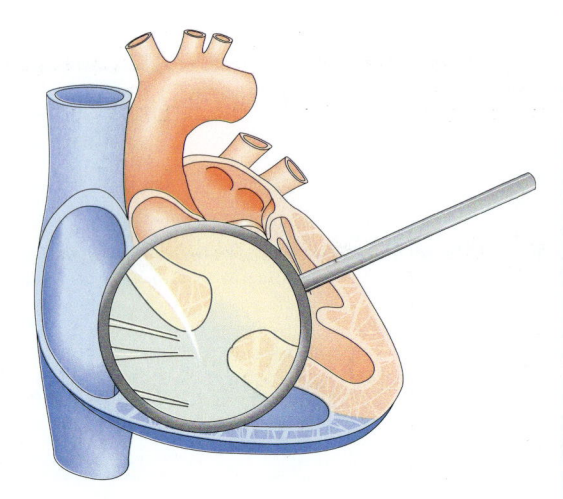

Defeitos de septo ventricular podem apresentar variações de tamanho e localização.

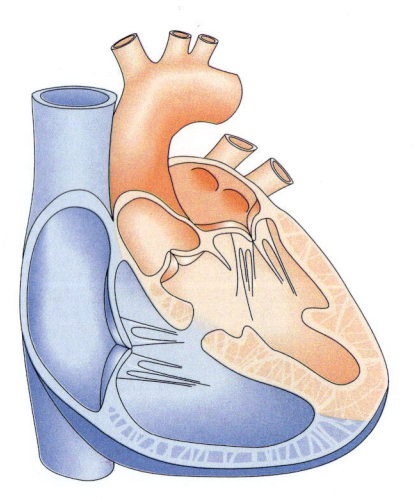

Em defeitos pequenos é identificável apenas um *shunt* esquerdo-direito; em defeitos maiores, ocorre dilatação do ventrículo esquerdo.

Defeitos septais

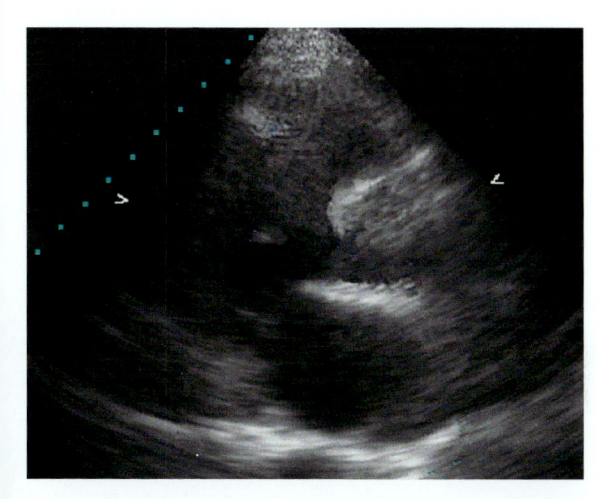

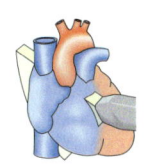

Na imagem bidimensional, a interrupção no contorno do septo ventricular...

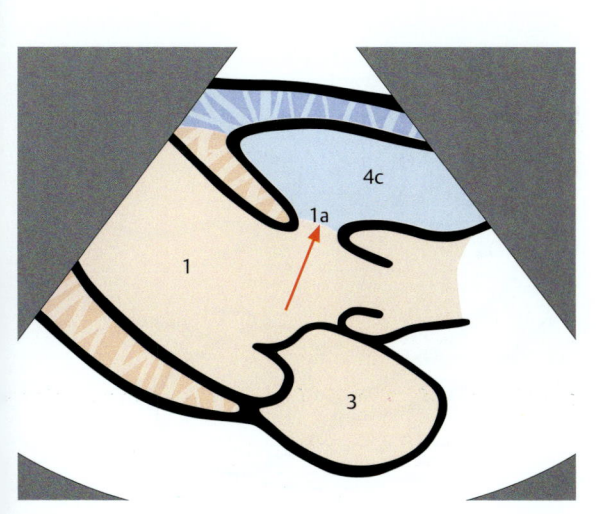

...é comprovada apenas em defeitos suficientemente grandes.

Defeitos septais: Doppler colorido

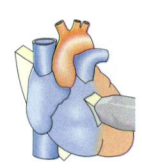

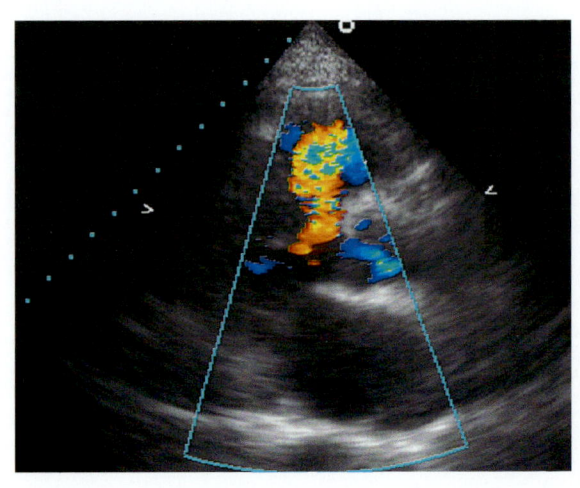

O *shunt* aparece como aceleração de fluxo no ventrículo direito,

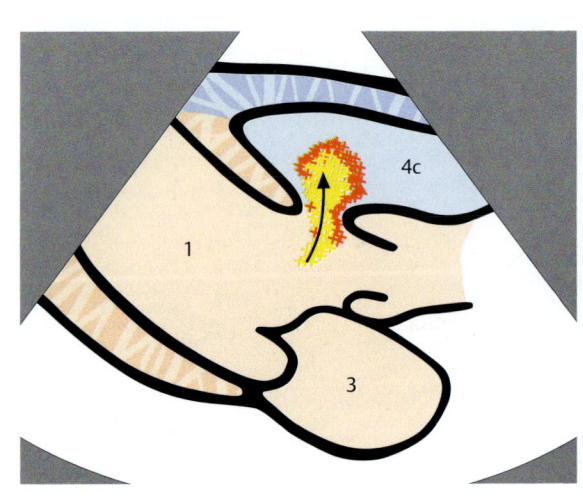

...que é particularmente bem-representado na janela paraesternal.

Defeitos septais

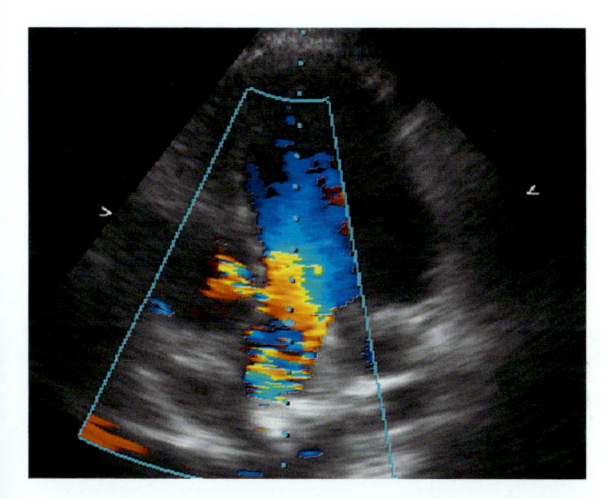

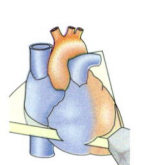

Na janela apical, a visualização do fluxo do *shunt* é prejudicada,

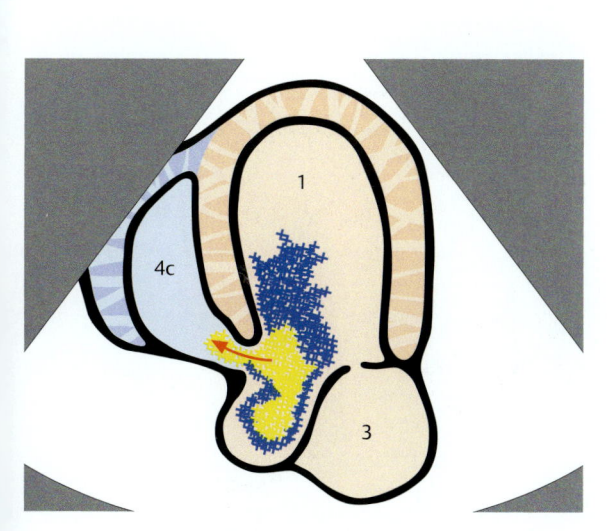

...pois ele se desloca em ângulo reto ao eixo do feixe sonoro.

Aneurisma de septo atrial

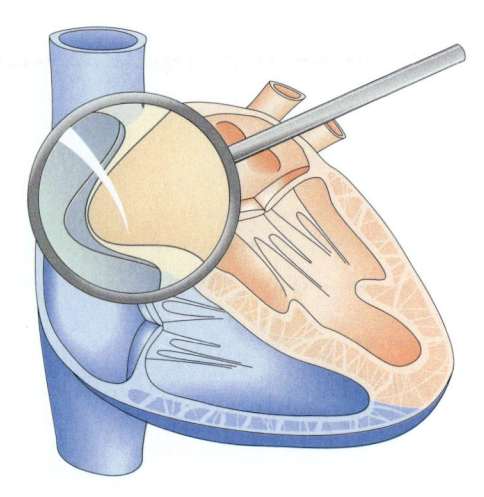

Aneurisma sacular no septo atrial.

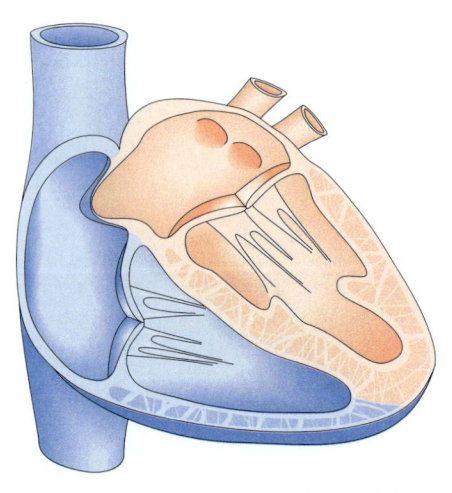

Caso ocorra coincidentemente um defeito de septo, há uma dilatação cardíaca direita devido ao *shunt* esquerdo-direito.

Defeitos septais

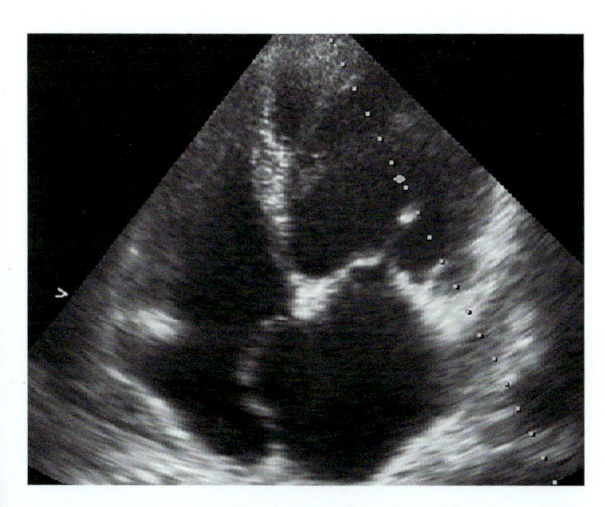

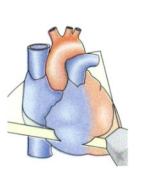

Desvio típico do septo atrial por aneurisma.

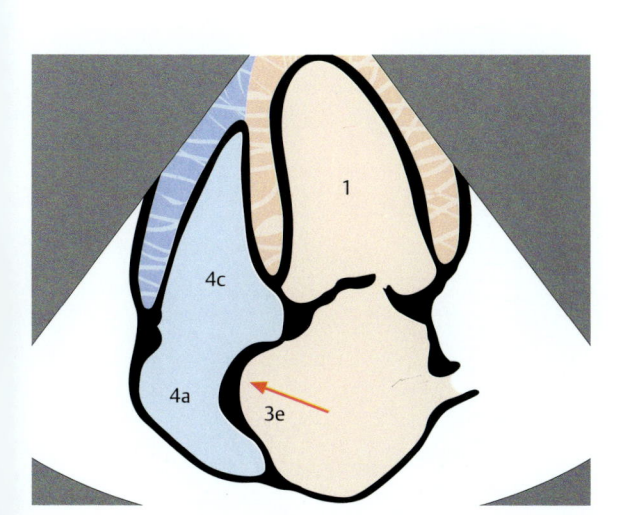

Um aneurisma de septo atrial pode desencadear uma embolia cardíaca; um exame transesofágico pode comprovar trombos aderidos à parede.

Doença cardíaca hipertensiva

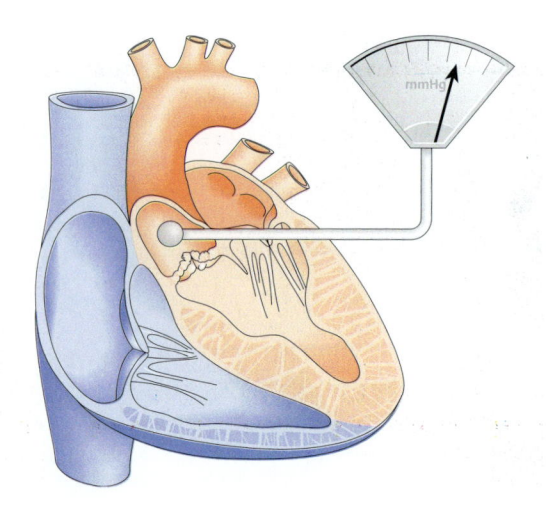

Sobrecarga de pressão na circulação sistêmica leva a alterações secundárias,

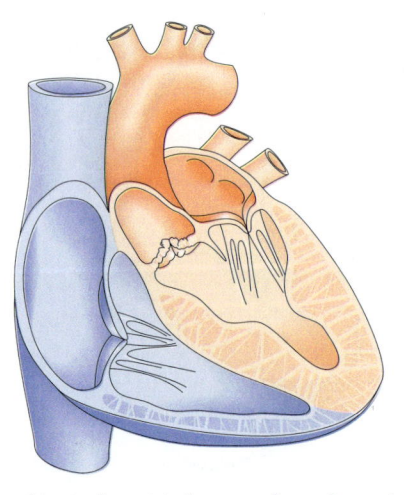

...como hipertorfia ventricular esquerda e esclerose da valva aórtica.

Sobrecargas de pressão

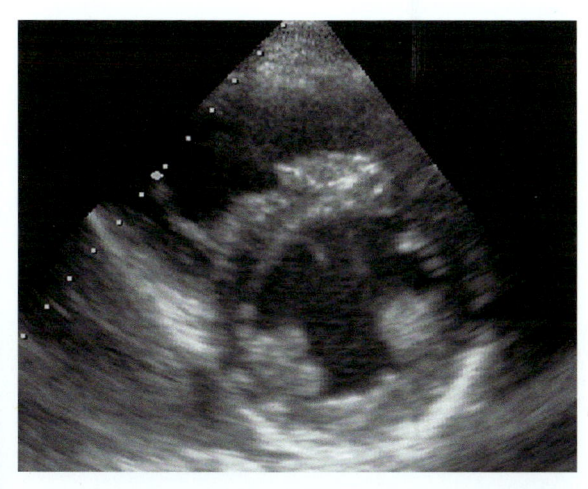

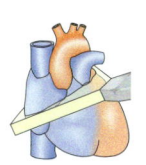

Visualizam-se paredes ventriculares esquerdas espessadas.

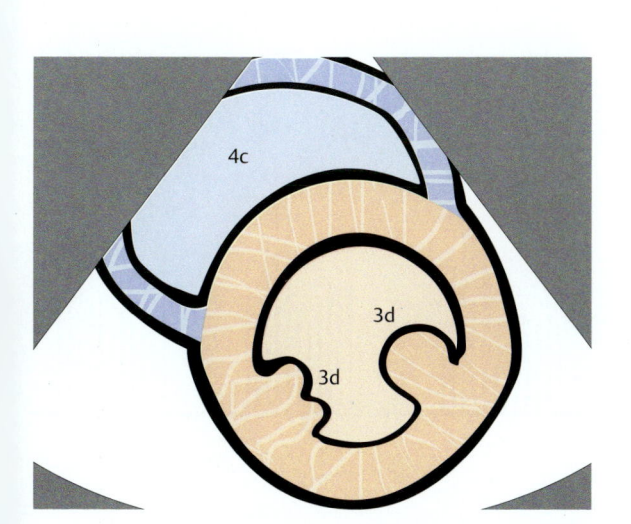

Para controle da evolução, deve-se documentar a espessura da parede ventricular esquerda e os diâmetros diastólico e sistólico finais.

Doença cardíaca hipertensiva: Doppler

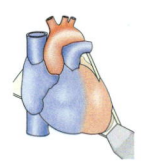

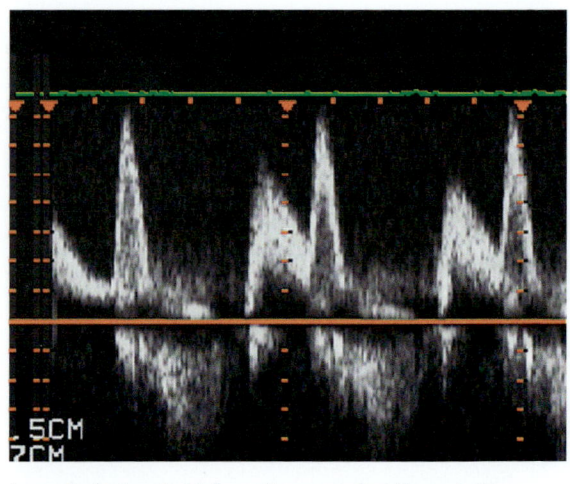

A complacência reduzida leva a fluxo protodiastólico reduzido no ventrículo esquerdo.

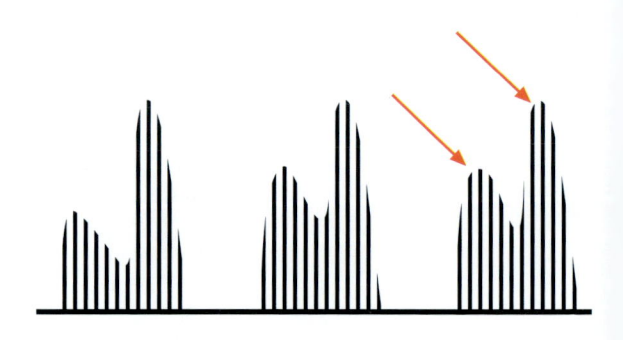

O padrão de fluxo invertido, transmitral, é avaliado como distúrbio da função diastólica.

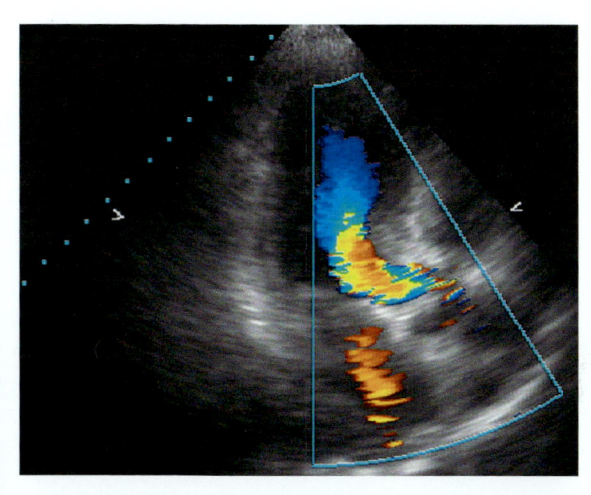

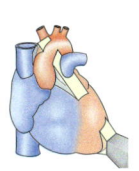

Sobrecargas de pressão — **Doença cardíaca hipertensiva: Doppler colorido** — 215

Na hipertrofia infundibular, o fluxo ventricular esquerdo através do septo e também...

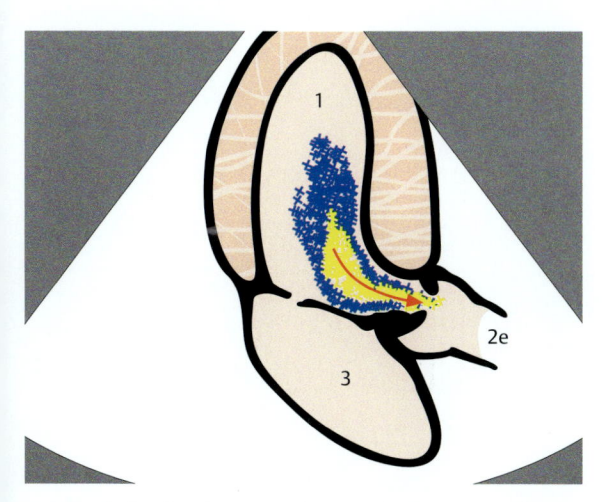

...através da valva aórtica com alterações degenerativas pode estar acelerado.

Cor pulmonale

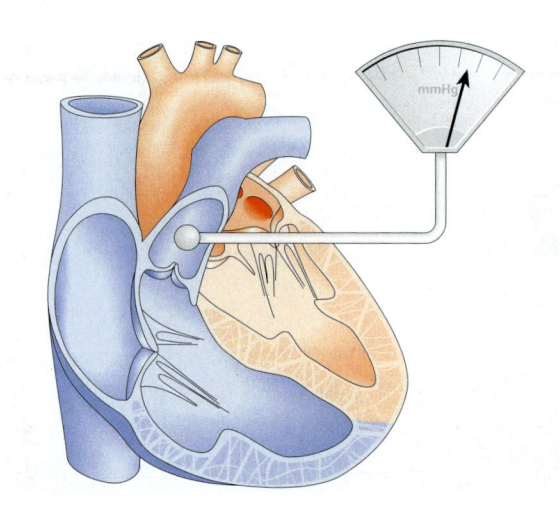

> Sobrecargas de pressão no coração direito ocorrem tanto por alteração da circulação arterial pulmonar como por doenças no coração direito.

> Em casos de elevação persistente da pressão, o coração direito dilata e o ventrículo esquerdo hipertrofia.

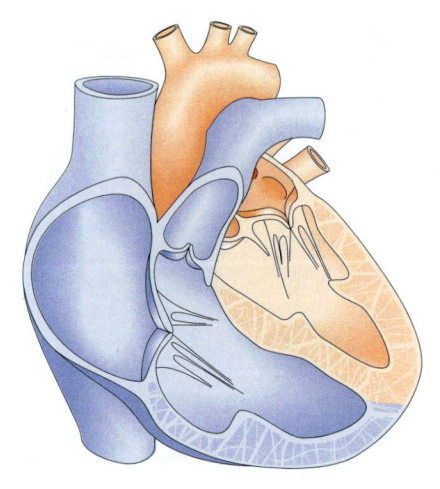

Sobrecargas de pressão

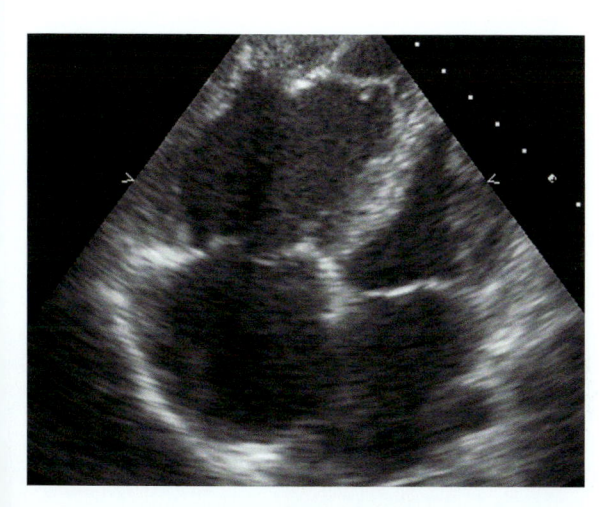

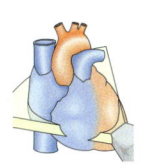

Hipertrofia ventricular direita marcada com...

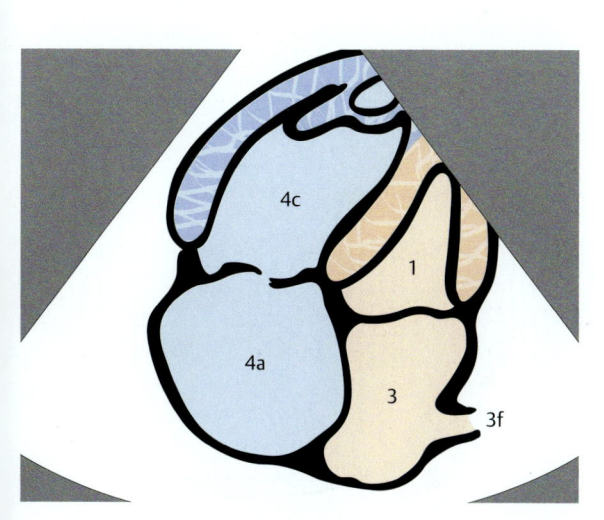

...trabeculação aumentada do ápice ventricular.

Cor pulmonale: Doppler

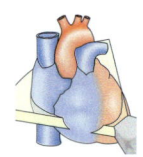

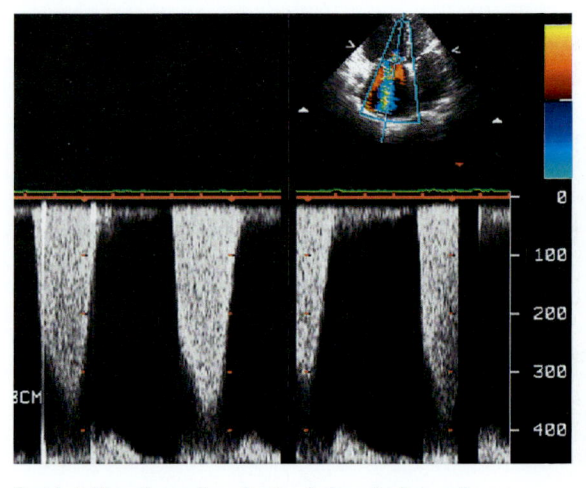

Devido à dilatação cardíaca direita e à elevação da pressão, geralmente identifica-se uma insuficiência tricúspide.

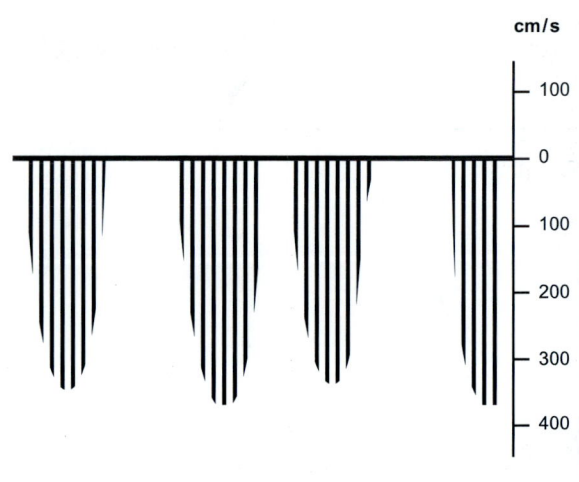

A velocidade máxima serve como estimativa da pressão do ápice do coração direito.

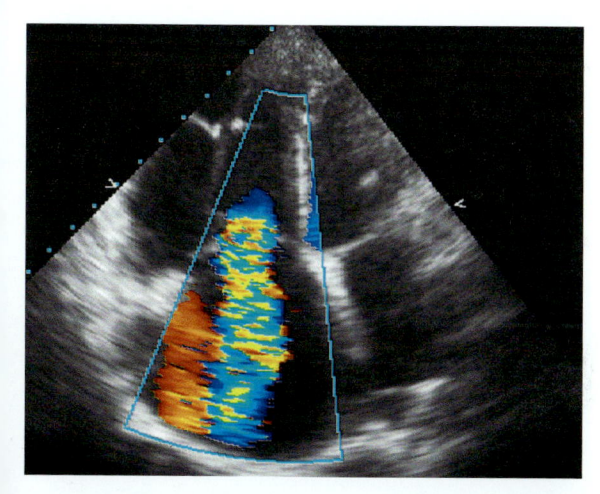

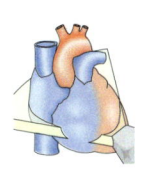

Sobrecargas de pressão *Cor pulmonale*: Doppler colorido

Na imagem de quatro câmaras, pode-se identificar a insuficiência tricúspide concomitante.

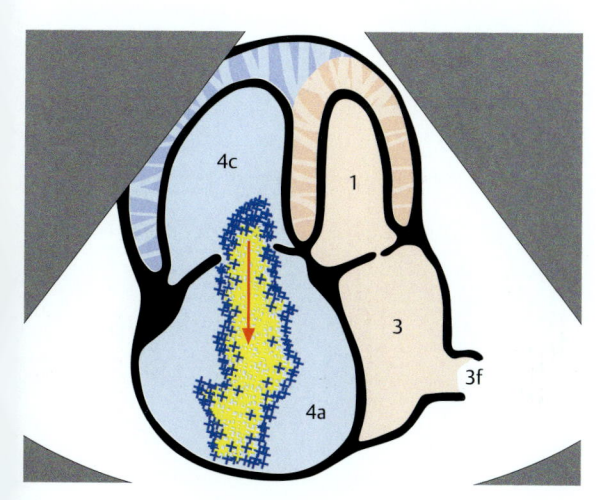

Para observação da evolução, deve-se quantificar o refluxo.

Marcapasso no átrio direito

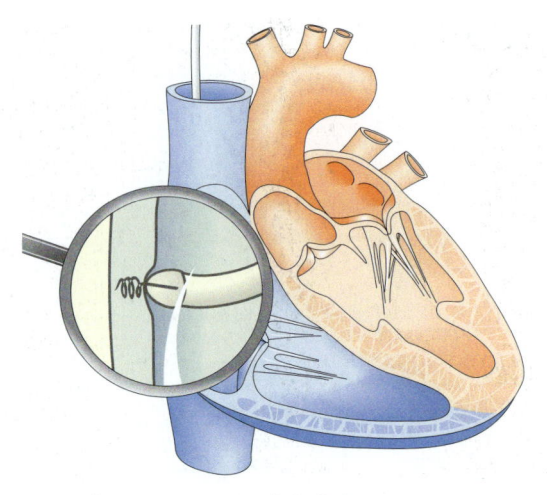

Sistema de marcapasso AAI no átrio direito.

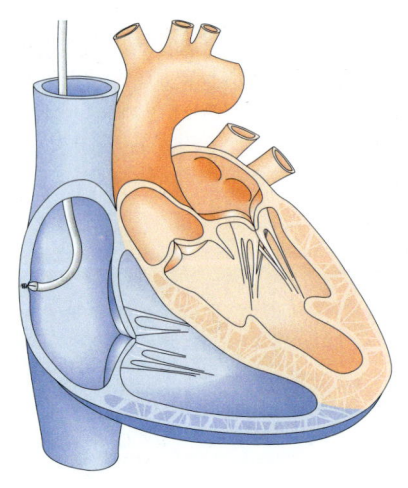

A sonda de marcapasso é colocada na parede atrial lateral direita.

Alterações de volume

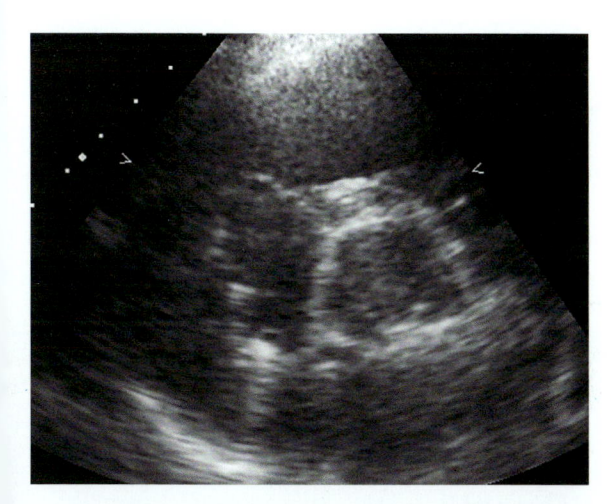

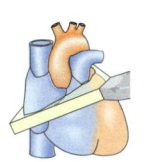

As estruturas metálicas da sonda de marcapasso geram artefatos pronunciados.

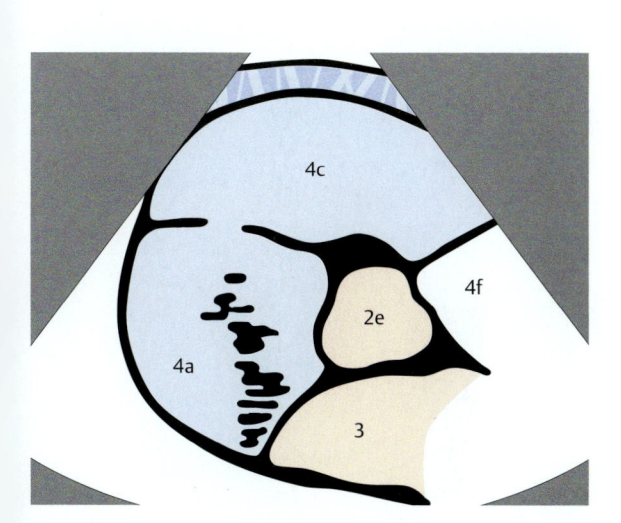

Devido aos artefatos, o trajeto da sonda é de difícil representação.

Mixoma atrial esquerdo

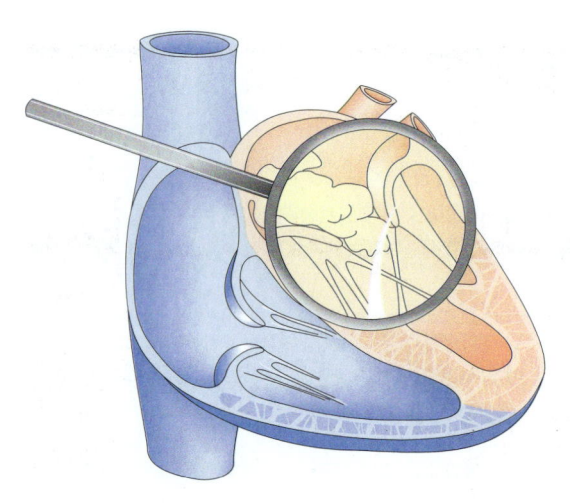

O mixoma atrial inicia geralmente no septo...

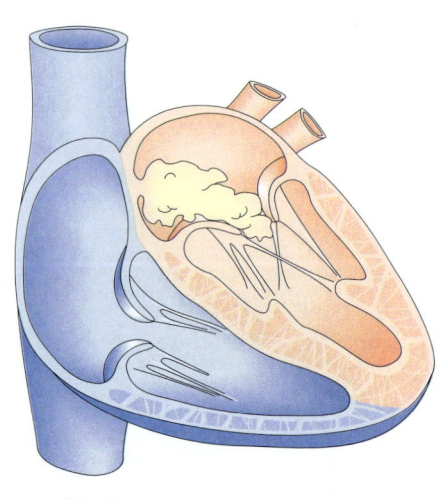

...e tem uma superfície vilosa.

Alterações de volume

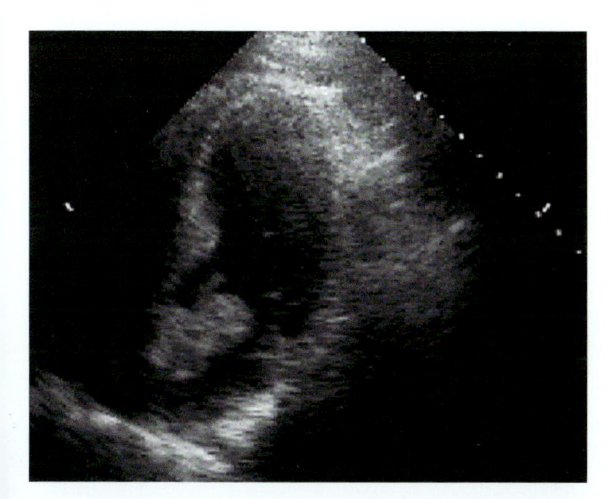

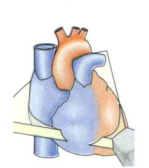

Mixomas maiores prolapsam, na diástole, sobre a valva mitral.

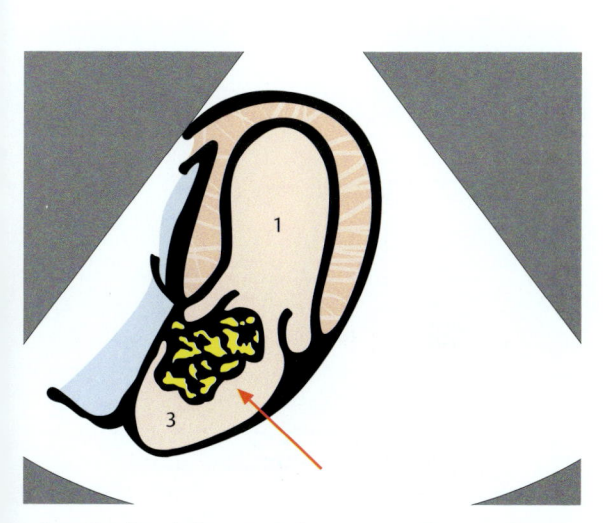

Eles podem levar à obstrução do fluxo no ventrículo esquerdo, assim como à embolização sistêmica.

Marcapasso no ventrículo direito

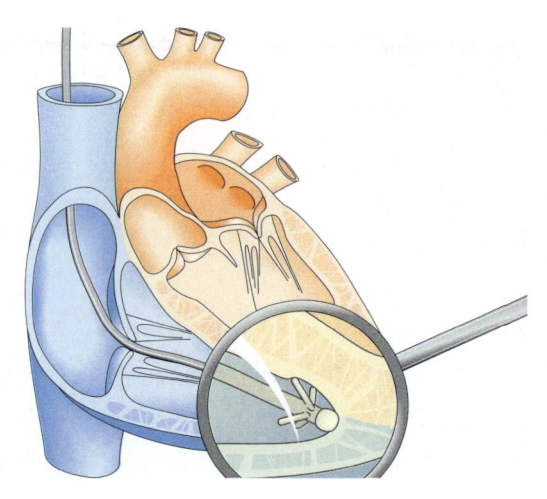

Sondas de marcapasso no ventrículo direito são normalmente colocadas no ápice.

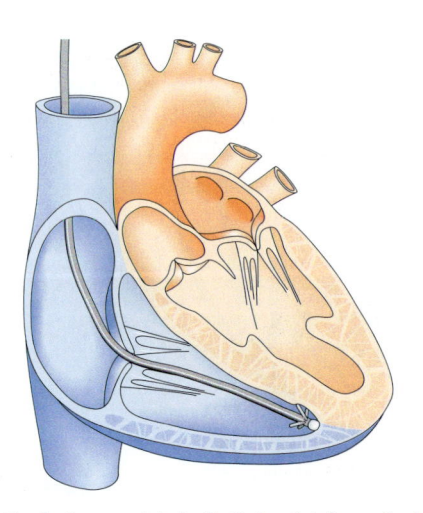

A estimulação no ventrículo direito leva à deformação do complexo, por bloqueio do ramo esquerdo.

Alterações de volume

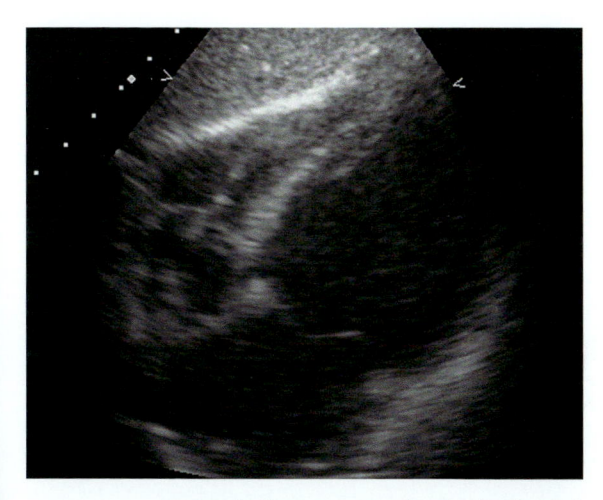

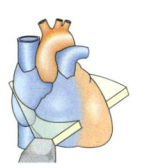

A extensão é bem-representada na janela subcostal.

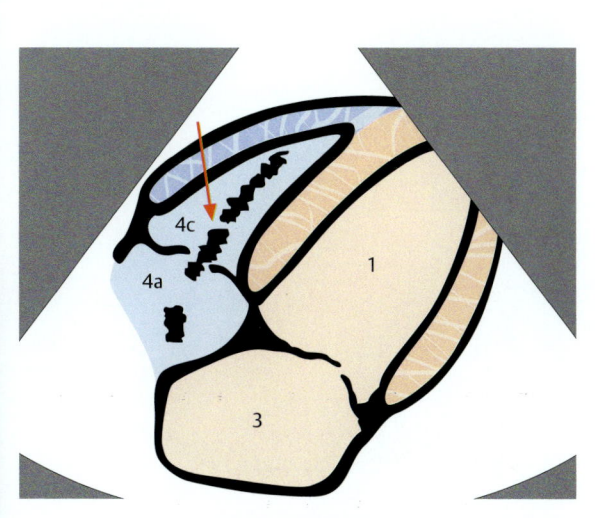

A delimitação da ponta da sonda é dificultada.

Aneurisma de ventrículo com trombo

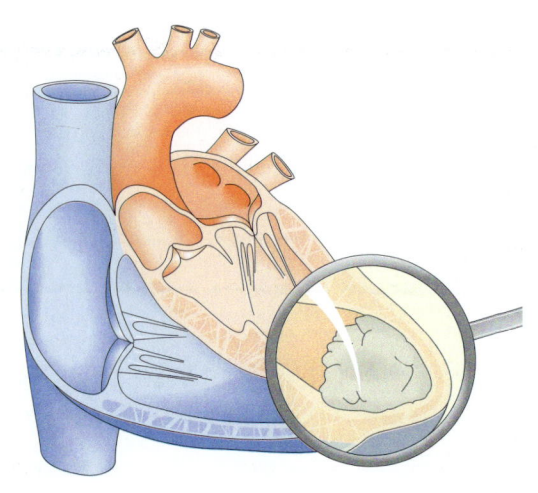

Em aneurismas da parede anterior, ocasionalmente são identificados trombos,

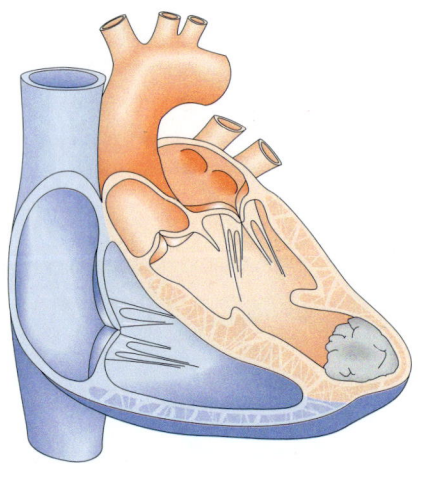

...que podem levar a uma embolia cardíaca.

Alterações de volume 227

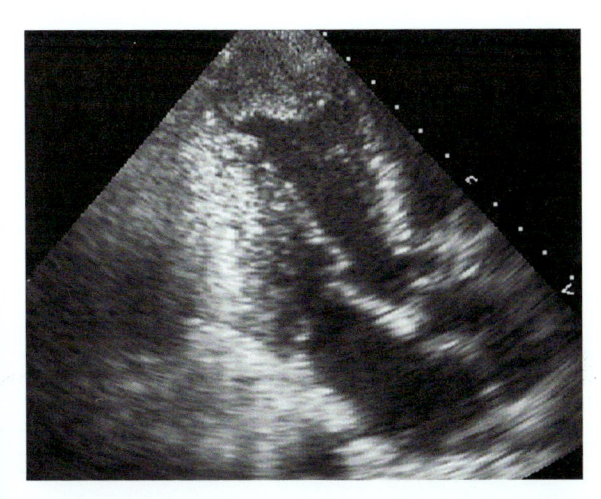

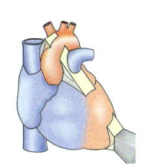

No plano de corte apical, o aneurisma pode ser bem-delimitado.

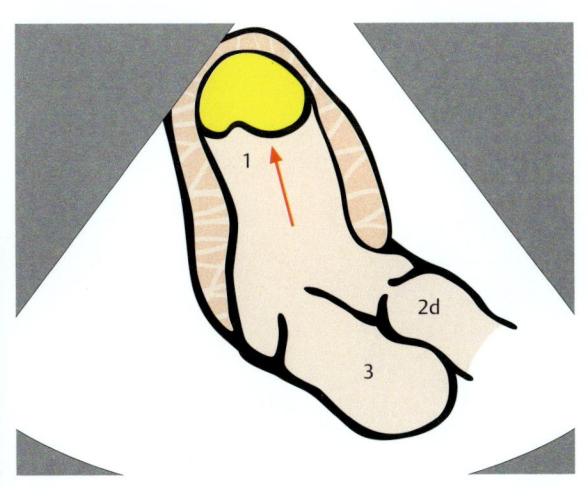

O trombo se fixa com base larga e apresenta um padrão ecográfico homogêneo.

Tumor ventricular

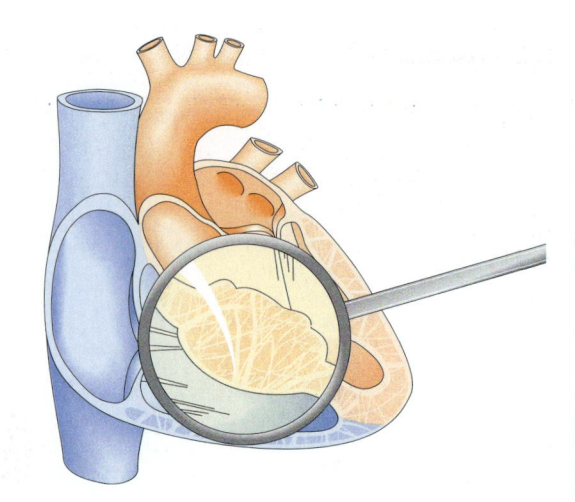

▶ Tumores malignos primários no ventrículo são geralmente de origem mesenquimal.

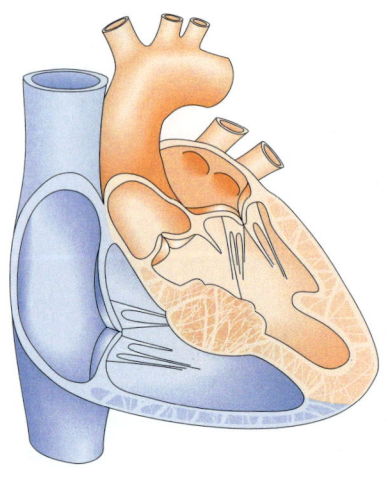

▶ Mais freqüentemente trata-se de um angio ou rabdomiossarcoma.

Alterações de volume

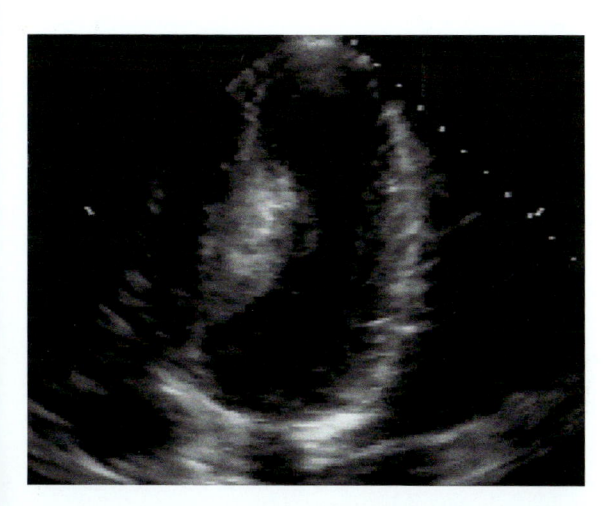

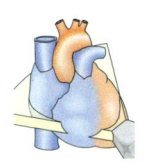

O septo ventricular encontra-se irregular,

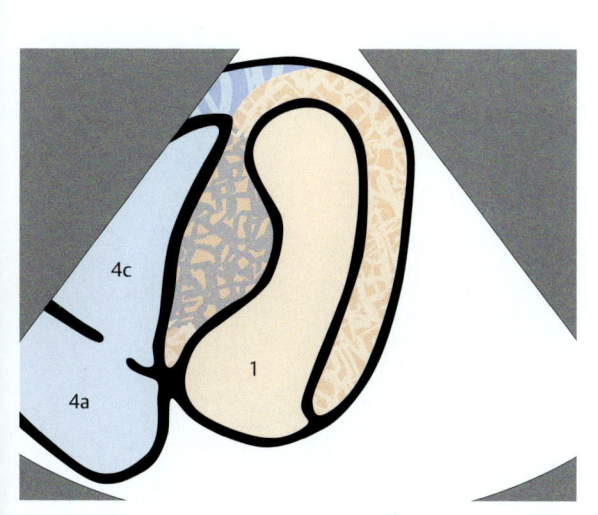

...podendo levar à obstrução funcional intraventricular.

Cisto ventricular

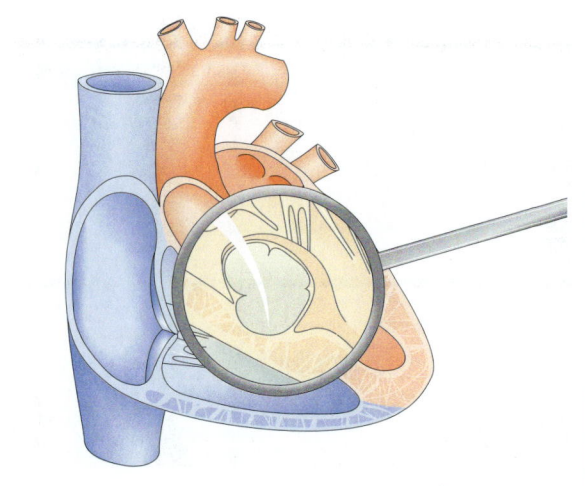

Cistos ventriculares são muito raros.

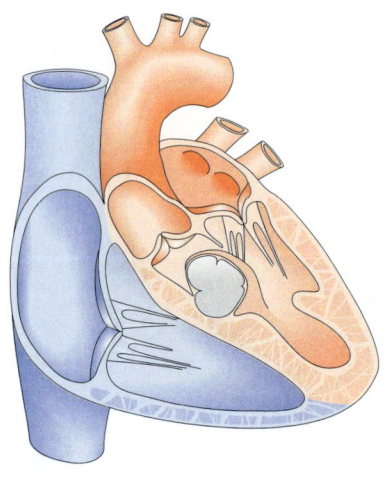

Eles podem levar a alterações pronunciadas do ECG.

Alterações de volume

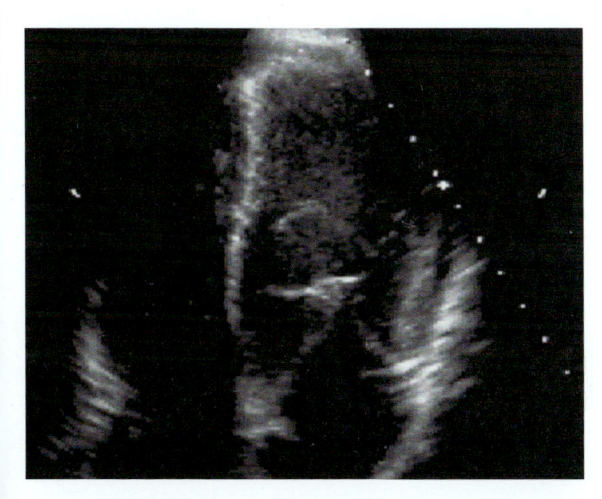

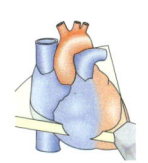

A parede dos cistos pode ser bem-delimitada na janela apical.

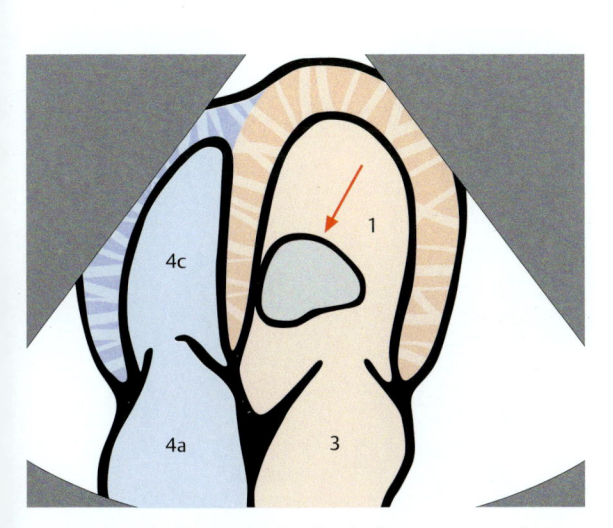

No Doppler colorido não são identificados fluxos no interior do cisto.

Dissecção da aorta

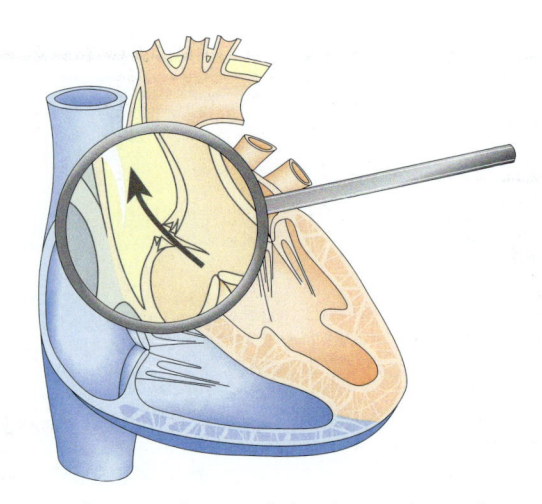

Aneurismas dissecantes da aorta pelo descolamento da camada íntima da média...

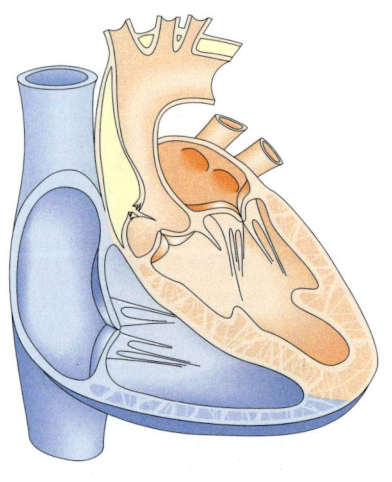

...podem alcançar os vasos supra-aórticos e a aorta abdominal.

Alterações de volume

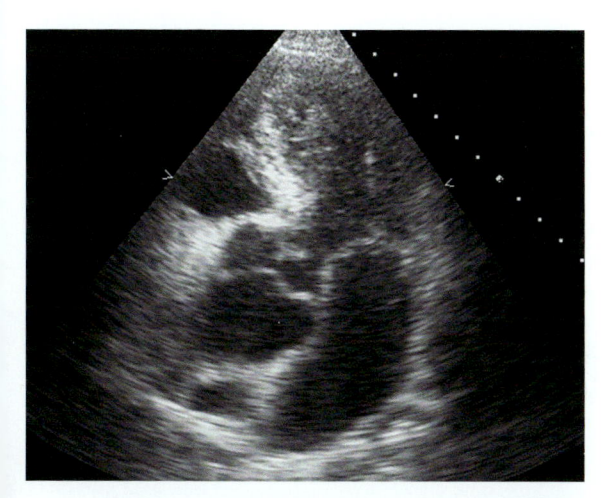

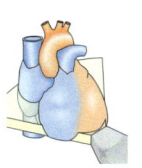

A íntima descolada é visualizada como uma membrana ecodensa flutuante...

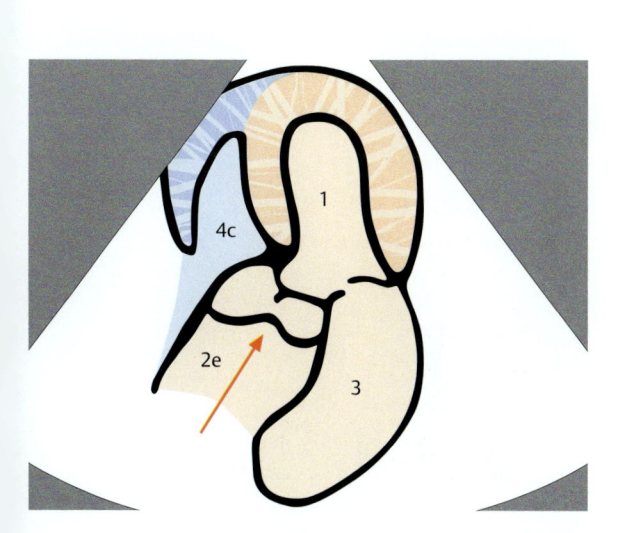

...imediatamente acima da valva da aorta.